许尤佳育儿丛书

1000000 粉丝忠实热捧
人气育儿专家 最新力作

U0214385

许尤佳
小儿过敏全防护

儿科主任
博士生导师

许尤佳 著

SPM 南方出版传媒
广东科技出版社 | 全国优秀出版社
·广州·

图书在版编目（CIP）数据

许尤佳：小儿过敏全防护/许尤佳著. — 广州：
广东科技出版社，2019.8（2025.1 重印）
（许尤佳育儿丛书）
ISBN 978-7-5359-7183-8

Ⅰ.①许… Ⅱ.①许… Ⅲ.①小儿疾病—变态反应病
—防治 Ⅳ.① R725.9

中国版本图书馆 CIP 数据核字 (2019) 第 148174 号

许尤佳：小儿过敏全防护
Xuyoujia:Xiao'er Guomin Quanfanghu

出 版 人：朱文清
策　　划：高　玲
特约编辑：黄　佳　林保翠
责任编辑：高　玲　方　敏
装帧设计：深圳·弘艺文化 HONGYI CULTURE
摄影摄像：
责任校对：李云柯
责任印制：彭海波
出版发行：广东科技出版社
　　　　　（广州市环市东路水荫路 11 号　邮政编码：510075）
销售热线：020-37607413
https://www.gdstp.com.cn
E-mail：gdkjbw@nfcb.com.cn
经　　销：广东新华发行集团股份有限公司
印　　刷：广州市东盛彩印有限公司
　　　　　（广州市增城区新塘镇上邵村第四社企岗厂房A1 邮政编码：510700）
规　　格：889mm×1194mm　　1/24　　印 张 4.75　　字数 100 千
版　　次：2019 年 8 月第 1 版
　　　　　2025 年 1 月第 5 次印刷
定　　价：49.80 元

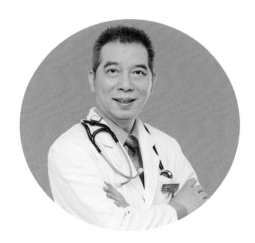

儿科主任 / 博士生导师　许尤佳

- 1000000 妈妈信任的儿科医生
- "中国年度健康总评榜"受欢迎的在线名医
- 微信、门户网站著名儿科专家
- 获"羊城好医生"称号
- 广州中医药大学教学名师
- 全国老中医药专家学术经验继承人
- 国家食品药品监督管理局新药评定专家
- 中国中医药学会儿科分会常务理事
- 广东省中医药学会儿科专业委员会主任委员
- 广州中医药大学第二临床医学院儿科教研室主任
- 中医儿科学教授、博士生导师
- 主任医师、广东省中医院儿科主任

许尤佳教授是广东省中医院儿科学科带头人，长期从事中医儿科及中西医儿科的临床医疗、教学、科研工作，尤其在小儿哮喘、儿科杂病、儿童保健等领域有深入研究和独到体会。特别是其"儿为虚寒体"的理论，在中医儿科界独树一帜，对岭南儿科学，甚至全国儿科学的发展起到了带动作用。近年来对"升气壮阳法"进行了深入的研究，并运用此法对小儿哮喘、鼻炎、湿疹、汗证、遗尿等疾病进行诊治，体现出中医学"异病同治"的特点与优势，疗效显著。

先后发表学术论文30多篇，主编《中医儿科疾病证治》《专科专病中医临床诊治丛书——儿科专病临床诊治》《中西医结合儿科学》七年制教材及《儿童保健与食疗》等，参编《现代疑难病的中医治疗》《中西医结合临床诊疗规范》等。主持国家"十五"科技攻关子课题3项，国家级重点专科专项课题1项，国家级名老中医研究工作室1项等，参与其他科研课题20多项。获中华中医药科技二等奖2次，"康莱特杯"著作优秀奖，广东省教育厅科技进步二等奖及广州中医药大学科技一等奖、二等奖。

长年活跃在面向大众的育儿科普第一线，为广州中医药大学第二临床医学院（广东省中医院）儿科教研室制作的在线开放课程《中医儿科学》的负责人及主讲人，多次受邀参加人民网在线直播，深受家长们的喜爱和信赖。

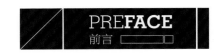

俗语说"医者父母心"，行医之人，必以父母待儿女之爱、之仁、之责任心，治其病，护其体。但说到底生病是一种生理或心理或两者兼而有之的异常状态，医生除了要有"医者仁心"之外，还要有精湛的技术和丰富的行医经验。而更难的是，要把这些专业的理论基础和大量的临证经验整理、分类、提取，让老百姓便捷地学习、运用，在日常生活中树立起自己健康的第一道防线。婴幼儿时期乃至童年是整个人生的奠基时期，防治疾病、强健体质尤为重要。

鉴于此，广东科技出版社和岭南名医、广东省中医院儿科主任、中医儿科学教授许尤佳，共同打造了这套"许尤佳育儿丛书"，包括《许尤佳：育儿课堂》《许尤佳：小儿过敏全防护》《许尤佳：小儿常见病调养》《许尤佳：重建小儿免疫力》《许尤佳：实用小儿推拿》《许尤佳：小儿春季保健食谱》《许尤佳：小儿夏季保健食谱》《许尤佳：小儿秋季保健食谱》《许尤佳：小儿冬季保健食谱》《许尤佳：小儿营养与辅食》全十册，是许尤佳医生将30余年行医经验倾囊相授的精心力作。

《育婴秘诀》中说："小儿无知，见物即爱，岂能节之？节之者，父母也。父母不知，纵其所欲，如甜腻粑饼、瓜果生冷之类，无不与之，任其无度，以致生疾。虽曰爱之，其实害之。"0~6岁的小孩，身体正在发育，心智却还没有成熟，不知道什么对自己好、什么对自己不好，这时父母的喂养和调护就尤为重要。小儿为"少阳"之体，也就是脏腑娇嫩，形气未充，阳气如初燃之烛，波动不稳，易受病邪入侵，病后亦易于耗损，是为"寒"；但小儿脏气清灵、易趋康复，病后只要合理顾护，也比成年人康复得快。随着年龄的增加，身体发育成熟，阳气就能稳固，"寒"是假的寒，故为"虚寒"。

在小儿的这种体质特点下，家长对孩子的顾护要以"治未病"为上，未病先防，既病防变，瘥后防复。脾胃为人体气血生化之源，濡染全身，正所谓"脾胃壮实，四肢安宁"，同时脾胃也是病生之源，"脾胃虚衰，诸邪遂生"。脾主运化，即所谓的"消化"，而小儿"脾常不足"，通过合理的喂养和饮食，能使其健壮而不易得病；染病了，脾胃健而正气存，升气祛邪，病可速愈。许尤佳医生常言：养护小儿，无外乎从衣、食、住、行、情（情志）、医（合理用药）六个方面入手，唯饮食最应注重。倒不是说病了不用去看医生，而是要注重日常生活诸方面，并因"质"制宜地进行饮食上的配合，就能让孩子少生病、少受苦、健康快乐地成长，这才是爸爸妈妈们最深切的愿望，也是医者真正的"父母心"所在。

本丛书即从小儿体质特点出发，介绍小儿常见病的发病机制和防治方法，从日常生活诸方面顾护小儿，对其深度调养，尤以对各种疗效食材、对症食疗方的解读和运用为精华，父母参照实施，就可以在育儿之路上游刃有余。

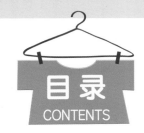

目录
CONTENTS

PART 01 防小儿过敏，从科学认识过敏开始

小儿过敏的基础知识	002
1 什么是过敏	002
2 儿童过敏形成的主要原因	003
3 生活中常见的过敏原	004
4 常见的儿童过敏性疾病	005
5 常见过敏性疾病带给孩子的困扰	005
6 过敏性鼻炎和感冒的区分	007
7 过敏性皮肤病的识别	008
8 过敏性哮喘和肺炎的区分	009
9 过敏性眼结膜炎的识别	009
10 过敏性紫癜的识别	009
小儿过敏，重在预防	011
1 坚持科学喂养	011
2 衣物和寝具的选择及洗涤	012
3 改善居家环境	012
4 尽可能回避过敏原	013
5 让孩子保持良好的情绪状态	013

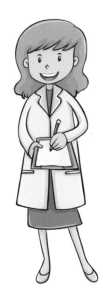

小儿过敏的治疗　　　　　　　014

1 治疗过敏的药物疗法　　　　014

2 中医的辨证施护　　　　　　015

3 脱敏治疗　　　　　　　　　017

PART 02 儿科医生亲授，小儿防过敏常识

把好饮食关，预防小儿食物过敏　　020

1 什么是食物过敏　　　　　　　　020

2 孩子较成年人更容易发生食物过敏　020

3 食物不耐受不等于食物过敏　　　　021

4 引起小儿过敏的常见食物　　　　　022

5 找出食物过敏原，回避致敏食物　　024

6 小儿食物过敏有自愈倾向　　　　　025

7 让新生儿吃到"第一口奶"　　　　026

8 坚持 6 月龄内纯母乳喂养　　　　　027

9 无法纯母乳喂养时，选择婴儿配方奶　028

10 婴儿牛奶蛋白过敏怎么办　　　　　029

11 辅食添加应循序渐进　　　　　　　030

12 自制辅食，减小婴儿过敏概率　　　031

13 辅食应尽量保持原味　　　　　　　032

14 补充维生素 C 有助于缓解过敏　　　034

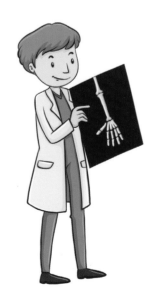
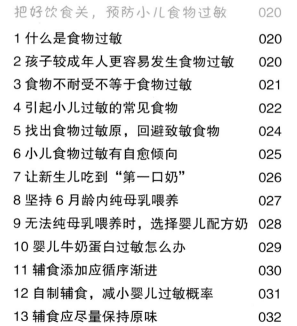

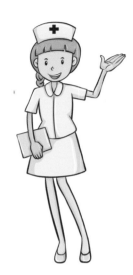

15 不过早给孩子喂食父母过敏的食物　035

16 过敏体质儿外出就餐的饮食原则　036

为孩子营造低敏居家环境　038

1 做好收纳和卫生，防止尘螨侵袭　038

2 孩子的玩具要经常清洗　039

3 室内勤通风、换气，让阳光照进来　041

4 家居环境不要过分洁净　042

5 不要在孩子生活的环境中吸烟　043

6 过敏高发季节，少带孩子出门　044

7 夏天注意蚊虫叮咬导致过敏　046

8 秋季防过敏，做好皮肤保湿是关键　047

9 冬季防冷空气引发鼻过敏　049

适度运动，增强体质防过敏　052

1 适度运动可减轻过敏症状　052

2 运动过程中应避免大量出汗　052

3 对孩子进行耐寒训练　053

4 按摩抚触，增强婴儿体质　054

5 坚持给小宝宝做被动操　057

6 常带孩子散步，减少孩子过敏　058

7 慢跑，增强孩子的肌肉力量　059

8 游泳，对全身都有好处　060

谨慎用药，远离药物过敏　063

1 家长应有药物过敏反应的意识　063

2 如何判断孩子是否药物过敏　063

3 用药前应先了解药物过敏症状　　　065

4 使用易致敏药物前，先做过敏试验　　065

5 小儿用药注意事项　　066

6 过敏药膏需在医生指导下使用　　068

7 激素类药物需谨慎使用　　069

8 不宜长期大剂量服用抗过敏药物　　069

孩子精神压力大也易过敏　　070

1 稳定孩子情绪，减少过敏发生　　070

2 爸妈亲身陪伴，比医师用药更有效　　072

3 家庭和睦，孩子相对少过敏　　073

4 孩子过敏时，别让他过度兴奋　　074

5 孩子过敏易烦躁，家长要贴心安慰　　075

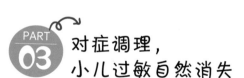

PART 03 对症调理，
小儿过敏自然消失

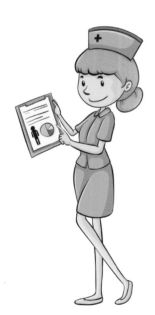

过敏性湿疹　　078

过敏性荨麻疹　　083

过敏性紫癜　　086

过敏性鼻炎　　089

过敏性哮喘　　094

过敏性咳嗽　　098

PART 01

防小儿过敏，
从科学认识过敏开始

生活中，孩子过敏的现象随处可见。什么是过敏？
为什么现在的孩子过敏高发？常见的过敏原有哪些，
又该如何找到并回避这些过敏原呢？

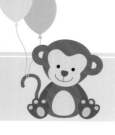

小儿过敏的基础知识

　　婴幼儿由于脏腑娇弱，容易生病，是过敏的"主力军"。进食某种食物、接触某种物品、过冷或过热等都可能引起孩子过敏。孩子过敏不但会影响其身体发育，而且还是某些过敏性疾病的诱因，损害孩子的身体健康。

1 什么是过敏

　　从医学的角度来看，过敏是人体免疫系统对某种外界物质产生的异常的、超常的免疫反应。人体的免疫系统有一种本能，就是区分"自己"与"非己"，保护身体免受"非己"的危害。在免疫系统正常的情况下，我们接触这些无害的物质时，是不会出现以上过敏反应的。但是容易过敏的人，其免疫系统"警惕性"太高，身体会将正常无害的物质误认为是有害的"非己"成分，使身体产生抵御外来物质入侵的过强反应，从而导致组织的损伤，产生轻重不等的危害，而导致这种反应的物质就是我们经常所说的过敏原。

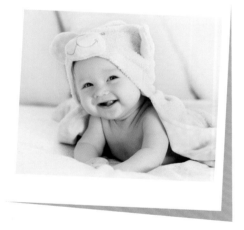

　　中医学认为，过敏主要是体内"正气"与"邪气"两个方面共同作用的结果。"正气存内，邪不可干"，"邪气所凑，其气必虚"。所谓"邪气"是指感受风、寒、湿、热等外邪，"正气"亏虚主要是肾、肺、脾三脏腑功能失调而形成的。因为局部"邪气"的存在，机体会调动"正气"去抗邪、调整，这时就会出现各种病理症状，出现过度反应。从整体来看，"正气"是偏弱的，但是又没有完全衰弱，所以这种自我调节就会反复发作，直至自愈为止。

2 儿童过敏形成的主要原因

孩子过敏的原因与孩子自身身体因素有重要关系，主要包括先天禀赋、后天脾胃受损、情志受伤三个方面。

（1）先天禀赋，也就是西医常说的遗传因素。父母遗传给孩子不正常的过敏基因，使孩子天生具有过敏体质，而且这种过敏体质是难以逆转、不可能消除的，这种过敏属于慢性疾病，家长要高度重视，需要长期地进行防治和调护。

（2）脾胃受损。长期脾胃受损，消化功能低下，会影响孩子的营养吸收，影响其正常的生长发育，导致贫血，而贫血又会引发其他症状，长此以往很容易形成过敏体质，诱发过敏性疾病。

（3）情志受伤。孩子也有"喜怒忧思悲恐惊"等情志变化，孩子经常被训斥，总是哭闹、烦躁，很容易导致情志长期受损。而医学界早已证实，情志上的变化会导致过敏者的病情突发或加剧。

以上是过敏发生的内在因素，当内因状态下的孩子刚好接触到外在的一些过敏原时，就很容易产生过敏性反应，出现一系列过敏症状。比如，在春季鲜花盛开的季节，过敏体质的孩子就很容易花粉过敏，出现打喷嚏、流鼻涕等症状，甚至引发哮喘。有些孩子被家长训斥，哭闹而得不到有效安抚，就可能诱发过敏性咳嗽、哮喘。一些孩子有时候会对蟹、鱼、虾等食物过敏，有时候又不会，这可能是受脾胃功能的影响。

除此之外，运动也可能诱发过敏。比如孩子在吃下某些食物后，只要运动就会出现过敏，轻者起皮疹，重者会休克。反之，不运动就不会出现。因此，运动性过敏也称为"食物依赖的运动诱发性过敏"。

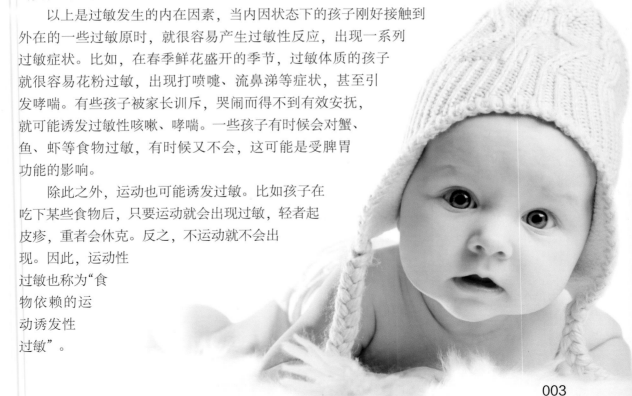

3 生活中常见的过敏原

　　过敏原，又称为变应原、过敏物、致敏原、致敏物，是指能够使人发生过敏反应的抗原。过敏原可通过食入、吸入、接触、注入等方式，使人体发生过敏反应。其中以食入性过敏原和吸入性过敏原较为常见。了解常见的过敏原，有利于帮助孩子避开过敏因素，预防过敏。

生活中常见的过敏原

食入性过敏原	包括食品和药物两类。容易引起过敏的食品有牛奶、鸡蛋、花生、小麦、芒果、牛肉、鱼、虾、贝类以及某些食品添加剂。容易引起过敏的内服药物包括解热镇痛药、巴比妥类药物及某些中成药等
吸入性过敏原	包括尘螨、真菌、花粉、柳絮、草籽、毛绒、灰尘、甲醛、厨房油烟，以及宠物的毛发、皮屑等
接触性过敏原	冷空气、热空气、辐射等；某些洗涤剂，包括洗发水、洗洁精、沐浴露等；化纤类衣物、羊毛衫、金属器具及饰品、塑料等
注入性过敏原	药物如抗生素（常见的如青霉素）、血清制品、疫苗、造影剂等；蚊虫叮咬、蜜蜂刺蛰等

4 常见的儿童过敏性疾病

过敏性疾病并不是单一的一种疾病，而是多种疾病的总称。而儿童常见的过敏性疾病包括以下几个方面：

(1) 过敏性鼻炎。

(2) 过敏性的皮肤疾患，如过敏性湿疹、过敏性荨麻疹、过敏性紫癜等。

(3) 过敏性哮喘。

(4) 过敏性眼结膜炎。

(5) 食物过敏。

(6) 过敏性休克。

 5 常见过敏性疾病带给孩子的困扰

过敏性鼻炎

过敏性鼻炎的四大症状：鼻塞、鼻痒、打喷嚏、流鼻涕。孩子会经常鼻子堵、鼻子痒、揉鼻子，突然频繁地打喷嚏或者是流鼻涕，几乎每个过敏性疾病的孩子都会有这些症状。如有季节性鼻炎的孩子还会有眼睛痒、眼结膜充血，这些都是眼结膜的过敏反应。还可能因长期鼻塞导致孩子经常头痛，严重的会影响到中耳，引起耳朵痛，导致听力障碍。此外，过敏性鼻炎通常会并发过敏性哮喘、鼻息肉等，影响孩子的睡眠和嗅觉，从而导致睡眠和嗅觉障碍，出现鼻窦炎、中耳炎以及腺体肥大等。最后，它还会影响到孩子的饮食，使孩子注意力不集中，长期下去会阻碍孩子身体、智力和性格的正常发育。

过敏性的皮肤疾患

首先是引起皮肤瘙痒，孩子经常会到处痒，但是皮肤上未见皮疹。有时皮肤会有烧灼感和刺痛感，如有些孩子会反映皮肤痛、有点烫、有点热，感觉像是发烧，但是测量体温是正常的。有时因皮肤瘙痒而反复抓挠，导致皮肤损伤，容易继发细菌感染，还可能造成皮损难以愈合，最终遗留色素沉着，或是瘢痕，即似苔藓一样的变化。有时还会影响孩子的睡眠或者饮食，导致胃肠道出现不良反应，也会影响孩子的情绪，导致脾气暴躁，情绪不稳定，甚至产生对他人的攻击行为，最终影响到孩子正常的生长发育，导致孩子心理上的自卑、不合群。

过敏性哮喘

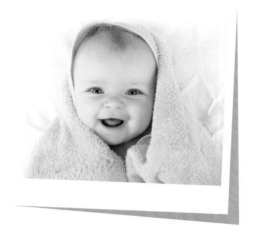

过敏性哮喘的主要症状是咳嗽，呼吸困难，有哮鸣。哮喘中，哮和喘是不一样的。中医认为，有声响没有气促是哮，而没有声响有气促是喘，但孩子往往都是哮和喘同时出现，也就是有声响又有呼吸困难，所以叫作哮喘。严重的哮喘常表现为孩子烦躁不安，呼吸肌有明显的收缩，呼气相延长，也就是经常说的有气出无气进，还会出现心动过速，也就是心跳加快。严重的哮喘发作还可能引起呼吸衰竭，具有很大的危险性。长期频繁的哮喘发作可能引起不可逆性的气道重塑，也就是因气道阻塞影响肺功能，从而更加进一步影响孩子的生长发育。

温馨提示：从现代医学的角度来讲，哮喘是一个多基因的遗传性疾病，这种病是不可根治的。但从中医的角度来讲，儿童哮喘很多是能治好的。

过敏性眼结膜炎

过敏性眼结膜炎的典型症状就是眼睛痒。很多易过敏的孩子，在春天或是季节交换、气候多变时，除了常出现打喷嚏等过敏性鼻炎症状外，还有一个很典型的症状就是眼睛痒，以至经常用手揉眼睛。另一个症状就是孩子会经常流眼泪。有时眼睛不舒服，有烧灼感，怕被光线照射到。有时往往伴有眼睛的非特异性分泌物。此外，还有一些跟季节性的过敏性眼结膜炎有关，如有些人往往伴随呼吸道黏膜上皮的过敏症状，经常出现眼睛红肿或是眼睑浮肿。同时还可能引起患儿角膜的损伤，甚至视力下降，影响孩子正常的生活和学习。

6 过敏性鼻炎和感冒的区分

儿童过敏性鼻炎常有以下表现

过敏性鼻炎四大症状：鼻塞、鼻痒、打喷嚏、流鼻涕。如季节性过敏性鼻炎有时还伴有眼睛痒或者眼睛结膜的充血表现。季节性过敏性鼻炎跟气候与季节的变化有很大的相关性，而且起病较急，症状相对较重。而常年性过敏性鼻炎，经常会有症状，但症状相比季节性的较轻，而且每年症状持续大多是半年，甚至是大半年。关于过敏性鼻炎，作为家长，生活中需要注意以下三种情况：

第一点，孩子表现出与平时不一样的动作。很多家长常会提到，孩子最近出现一些平时没有的动作，如总是揉鼻子、揉眼睛、做鬼脸等，那家长就要注意了，这些情况很可能是孩子过敏的表现，甚至是过敏性鼻炎。

第二点，黑眼圈问题。黑眼圈俗称熊猫眼，很多家长老是认为是孩子睡得不好、睡得太晚等。其实从中医的角度来讲，黑眼圈是明显的脾土不足，风重跟湿气重的表现，而从

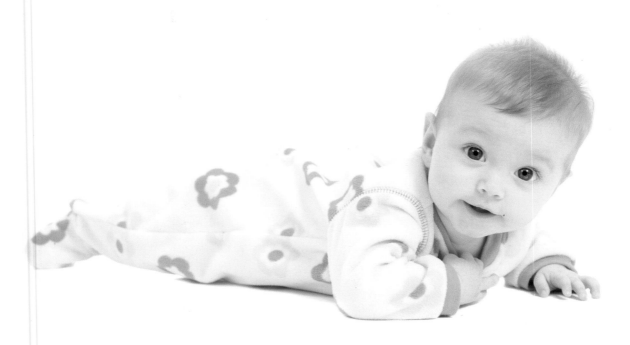

西医角度来讲，多认为是孩子体质过敏引起长期的毛细血管破裂而导致的眼眶周围色素沉着，所以黑眼圈跟过敏是相关的。

第三点，孩子行为、心理的变化。如孩子突然注意力不集中，没有耐性，脾气暴躁，或是过度活跃、不合群、自闭等，这些细小的变化也可能跟过敏有关，尤其可能是过敏性鼻炎。

儿童过敏性鼻炎和感冒的区别

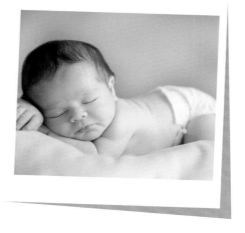

两者都有鼻塞、鼻痒、打喷嚏、流鼻涕症状，但若同时有发烧，那可能就是感冒而不是过敏性鼻炎。若未合并有发烧，过敏性鼻炎的可能性大。两者还可能有喉咙痒、眼睛痒或者耳朵痒症状，若伴有喉咙痛，那感冒的可能性大。若并无喉咙痛，那过敏的可能性大。若并无喉咙痛，又怀疑可能是过敏性鼻炎的，需要追问有无过敏史及过敏性家族史；如果有，就是过敏性鼻炎；若这些都没有，就要借助现代医学的检测手段做进一步筛查，结果是阳性那可能是过敏，结果是阴性那很大可能是感冒。两者病程不同，一般来说感冒不超过一个星期基本上会明显好转；若一个星期以后症状还是很严重，就可能是过敏性鼻炎。

7 过敏性皮肤病的识别

儿童过敏性的皮肤疾患常有以下表现：

（1）皮肤剧烈瘙痒。

（2）有时伴有皮肤红斑、皮疹。

（3）有时伴有皮肤风团样的表现，即民间俗称的"起风团子"，西医称为荨麻疹，中医称为隐疹。通常表现为整块、成团、成片，中间好像浮起来一个包，周围有一些红圈，伴有剧烈瘙痒，而且越抓风团越多越大，范围越广，有时会出现过敏性休克，所以家长需要高度重视。

（4）有时伴有渗液，这就是儿童湿疹。有些婴儿的湿疹，中医称之为奶癣，其实湿疹很大程度上跟过敏相关。儿童湿疹往往伴有液体渗出，在急性期还会出现皮肤红斑，而且有一些小水疱甚至糜烂等皮肤损伤，并伴有剧烈瘙痒。

8 过敏性哮喘和肺炎的区分

儿童过敏性哮喘常见表现

咳嗽，呼吸困难，气喘，胸闷；哮鸣音，呼气相延长，即孩子呼吸困难的特点是有气出无气进，好像要断气一样。而且有反复性，家族遗传性及个人过敏性。

肺炎跟哮喘的区别

因肺炎引起的呼吸困难只是表现为喘，而且吸气和呼气都很困难，这跟哮喘有明显的区别。

9 过敏性眼结膜炎的识别

（1）最主要的特点是总感觉眼睛痒，常用手揉眼睛。

（2）有时会出现畏光，也就是怕被光线照射到。

（3）有时会有眼部的分泌物，如常见的流泪。

（4）严重的会造成眼角膜的损伤，视力的下降等。

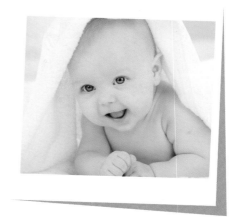

（5）季节性的过敏性眼结膜炎，往往伴有呼吸道黏膜上皮的一些过敏症状，比如咳嗽有痰，有时还会出现呼吸急促、呼吸不畅等表现。

10 过敏性紫癜的识别

儿童过敏性紫癜的发生率不是太高，但是也不少见。一般来讲，过敏性紫癜也是由过敏所导致，但在临床中，过敏性紫癜的最大危害是紫癜性肾炎或者紫癜性肾病，是由过敏性紫癜导致的肾脏损伤。一般来讲，只要不影响肾脏，其临床疗效还是比较乐观的，但是一旦肾脏受累，临床治疗就相对比较棘手，而且整个病程会较长。

过敏性紫癜的常见特点：

（1）发病之前 1~3 周，常有上呼吸道感染或者皮肤感染病史。

（2）接着会出现皮肤症状，如皮下出血、血斑、皮疹等。

（3）还可能伴有关节的损害，如关节痛。

（4）有时会有胃肠道的损害，如腹痛、呕吐、拉黑便等。

（5）最严重的会造成肾脏的损害，如拉泡沫尿、血尿等。

这些症状在皮损出现之前很容易被忽略或者被误诊。比如拉血尿，可能被误诊为单纯的肾炎，拉泡沫尿（蛋白尿）可能被认为是肾病，腹痛就被认为是肠痉挛或者是肠系膜淋巴结炎。

对于过敏性紫癜性肾炎，一般来说，在患病早期，尤其是发病的一个月之内，若尿常规检查结果正常，家长也不可掉以轻心，需要在一个月之内频繁复查尿常规，这一点值得每位家长高度重视。

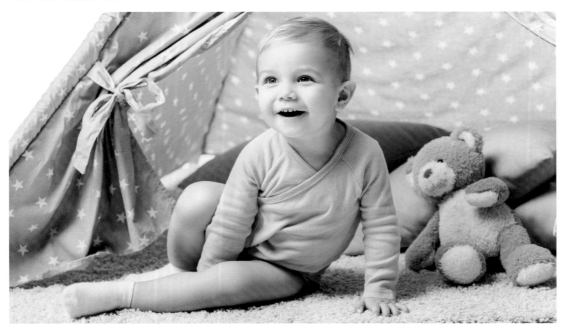

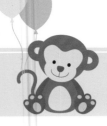

小儿过敏，重在预防

过敏会给孩子的成长和生活带来一定的困扰，而且很难根治，所以预防就显得十分重要。从孩子还是胎儿的时候，家长就应引起重视，孩子出生后的饮食和生活照护也要多留心。

1 坚持科学喂养

（1）**出生后母乳喂养**。刚出生的婴儿的肠道处于无菌环境，如果能顺利吃到母乳，乳头上的一部分细菌会帮助建立肠道菌群，且初乳中有丰富的有益成分，能减少过敏现象。

（2）**科学添加辅食**。虽然母乳有预防过敏的作用，但也不能迟迟不添加辅食，否则无异于因噎废食。一般情况下，6个月左右的孩子可以尝试添加辅食，但要严格遵循辅食添加的原则，循序渐进地添加，由一种到多种，由少量到多量，让身体慢慢接受各种食物。

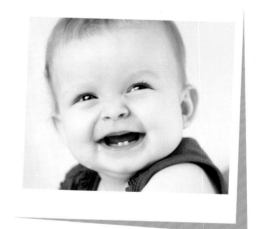

（3）**避开过敏食物**。若发现孩子对某些食物高度过敏时，在日常饮食中要尽量避开，以减少过敏的发生。

（4）**保持孩子脾胃功能正常**。孩子消化功能良好的时候，就不会那么容易过敏，所以要及时帮助孩子进行消食导滞，保持均衡的营养吸收。

温馨提示：

如果查到孩子对鸡蛋、奶粉过敏，那是不是说孩子就绝对不能吃鸡蛋、奶粉呢？那也不是。虽然孩子对鸡蛋、奶粉过敏，但只要孩子的消化好、状态好，还是可以吃的，但是量一定不要多，也要注意制作方法，比如说可以吃蒸水蛋，蒸水蛋没那么容易过敏，不要给孩子吃剥壳的整鸡蛋，整鸡蛋吃进去就不好消化，很容易过敏。

很多孩子吃奶粉过敏，父母就频繁换奶粉，这个做法我不主张。频繁换奶粉对肠胃很

娇嫩的孩子来说，本身就是较大的伤害，其实孩子之所以过敏，就是跟孩子的脾胃功能不成熟有关系。实际上不必频繁换奶粉，把奶粉稀释一些就可以了。

2 衣物和寝具的选择及洗涤

（1）孩子的贴身衣物和枕头、被子等寝具最好选择柔软的全棉制品，尽量不要给易过敏的孩子穿毛茸茸的羊毛类的衣服。

（2）儿童的沐浴露及衣物、寝具的洗涤剂也要谨慎选择，应选择儿童专用沐浴露和专用洗涤液。

（3）避免孩子的衣物接触某些化学物品，如樟脑丸等，这些化学物品也可能导致孩子过敏。

（4）孩子的衣服要宽松，不能太过紧身、太硬，要选择比较宽松柔软的。

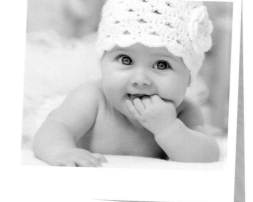

3 改善居家环境

（1）保持室内环境干燥、清洁，保持空气流通、清新。

（2）定期洗晒床单、被套、玩具，以及地毯、窗帘等物品，以减少粉尘，避免螨虫的滋生。

（3）花粉味道浓郁的盆景，以及刺激性气体例如香烟、空气清新剂、杀虫剂等，会刺激孩子的呼吸道，从而引发或加重过敏反应，家长要注意避免。

（4）动物的毛屑和代谢产物会增加孩子过敏的可能性，建议家里不要饲养宠物。

（5）夏天，风扇、空调不要开得风力太大或温度太低，且风口不要对着孩子的头面部，并注意适当打开窗户，保持空气流通，减少过敏的发生。

4 尽可能回避过敏原

（1）花粉季节尽量减少孩子的外出时间。

（2）户外玩耍时，最好让孩子穿长衣长裤，不要让孩子站在灌木丛或草丛中。

（3）金属、冷空气等都可能引发孩子过敏，需要家长多加观察，多加留意，尽可能避免伤害。

5 让孩子保持良好的情绪状态

让孩子保持良好的情绪状态，对防治过敏也有积极作用：

（1）平时不要让孩子过度兴奋，避免孩子过于紧张、恐惧，不要总是斥责孩子。

（2）家长平时多陪伴孩子，可以一起做些体育锻炼，增强孩子体质的同时也能拉近亲子关系，有利于孩子良好心态的调节。

（3）鼓励孩子多看有关情绪调节的绘本、书籍，或者让孩子多与同龄小伙伴玩耍，让孩子的情绪保持在良好状态。

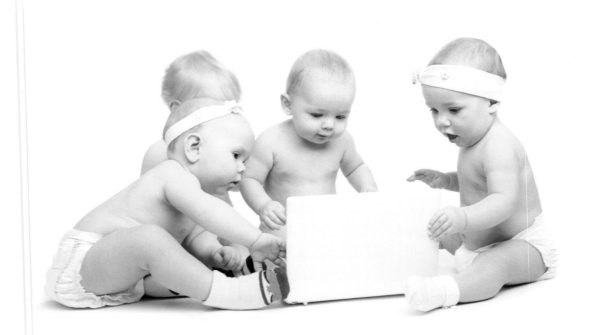

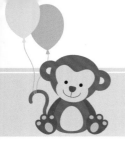

小儿过敏的治疗

从本质上来讲过敏是一种慢性疾病，也是一种很难根治的疾病。那么，小儿过敏除了生活饮食起居的调节之外，药物治疗、中医的辨证施护以及脱敏治疗也是很重要的。

1 治疗过敏的药物疗法

对症治疗过敏主要依靠的是药物。现代医学比较常用的抗过敏药物有抗组胺药（如氯苯那敏、酮替芬、赛庚啶、西替利嗪、开瑞坦等）、抗非特异性炎症药物（如顺尔宁）以及糖皮质激素（如派瑞松）等。

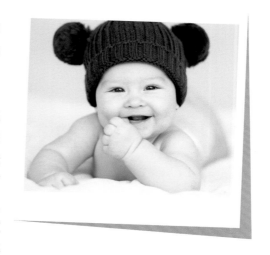

需要注意的是，很多抗过敏药物起效快速、作用明显，但通常只能短暂减轻症状，不能从根本上阻止组胺的产生，药效往往随着药理作用的降解而消失，需要反复用药才能维持作用，治标不治本，而且从临床的表现来看，这些药物不可避免地会产生一定的副作用。比如激素类的药物，一般来讲不主张使用，长期使用激素来治疗过敏性疾病是不可取的，家长要知道这些最基本的知识。

那么，如何为儿童选择抗过敏药物呢？一般来说，儿童抗过敏药临床以抗组胺药使用居多。抗组胺药分为第一代、第二代，现在甚至有第三代的出现，不过以前两者常见。对于儿童来说，由于第二代抗组胺药有对中枢神经镇静作用较为轻微等优势，相对安全，可优先使用，比如氯雷他定（开瑞坦）。

第一代抗组胺药与第二代抗组胺药对比

	第一代抗组胺药	第二代抗组胺药
起效时间	较快（2小时以内）	较快（30分钟至2小时）
药效持续时间	较短，每天需多次用药	较长，每天一次用药即可
对中枢神经的镇静作用	较强，致嗜睡，影响认知功能	较弱或几乎没有
抗胆碱能	较强，易出现视力模糊、口干、尿潴留等	较弱或几乎没有
心脏毒性	有一定概率出现室性心律失常	常规使用无显著不良影响，个别会发生严重心律失常的药物已退市

温馨提示：长期服用抗过敏药物容易导致易过敏人群其他因素的过敏反应或不良反应，会产生耐药性、抗药性，影响其他疾病的治疗。所以，抗过敏药物的使用原则一般是非必要不使用，遵医嘱使用，症状好转后慢慢停药。

❋ 2 中医的辨证施护

中医认为，过敏性疾病大多跟风邪、湿邪或者血瘀相关，都是本虚标实证，标实就是有风有湿，本虚就是肺脾气虚。治疗过敏性疾病主要从全身性的"固本培元"入手，以健脾补气为主，以调和营卫为法。

"先天之精"禀受于父母，它的稳固需要后天之本的供给。脾胃是后天之本，只有脏腑之气充盛，身体才能有足够的力量抵御外邪的入侵。因此，中医治疗过敏性疾病讲究健脾补气，提高自身免疫力。

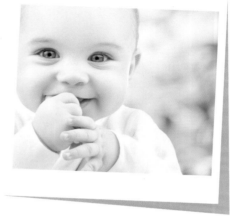

日常健脾补气有两种方法比较实用，一是饮食调养，另一个方法就是小儿推拿。

饮食调养需要消食导滞。儿童"脾常不足""儿为虚寒"的生理特征决定了孩子非常容易为饮食所伤。很多父母怕孩子营养不够，往往过度喂养，忽略孩子身体承受的能力，导致孩子长期存在积食的情况，使孩子的脾胃受损，继而引起过敏。

对于儿童，特别是 3 岁以内的幼儿，脾胃功能虚弱，容易积食，这时候可以给孩子做简单的按摩。家长可以给孩子捏捏脊，或者做腹部按摩，既可以健脾气，又可以补肾阳。但是动作要缓慢、轻柔，并时刻观察孩子的反应，以孩子能接受的力度为宜。

大多数过敏性疾病与风邪有关，而营卫之气是阻挡风邪的重要武器，通过调和营卫，增强营卫之气，能有效减少过敏性疾病的发生。

此外，中医还会选用一些具有一定脱敏作用的中药，以缓解过敏性疾病出现的痒、痛、肿、麻等症状。具体中药材的选用需要咨询医生，切不可自行乱用药。

中医治疗过敏是从脾胃、肺气来进行合理的调控，所以，中医治疗过敏性疾病比西医更有优势。中医治疗过敏性疾病时，不仅治疗疾病本身，还会通过扶正、调整人体气血阴阳等方法，使某些过敏原失去抗原性，使人体在再次接触原来的过敏物质时不再发生过敏反应。而且，中医治疗会对因过敏而受伤害的器官、组织进行保护和维护，因而在面对某些棘手的、顽固性的过敏病症时，中医治疗往往更具有优势。而且中医治疗过敏性疾病所用的中药往往不良反应小，在治疗过程中产生耐药性、抗药性的机会也比较少，不会影响其他疾病的治疗。

3 脱敏治疗

脱敏治疗，是标准化的免疫治疗，进行脱敏治疗的前提是找到孩子过敏反应的过敏原，脱敏治疗是目前唯一可以影响过敏性疾病自然进程的对因治疗。

脱敏治疗是将过敏原配制成不同浓度的提取液，给孩子反复刺激，剂量由小到大，浓度由低到高，使孩子对这种过敏原的免疫耐受性提高，以后再接触该过敏原时就不再发生过敏反应，或反应的程度明显减轻，对症用药可以大为减少或完全不再需要使用药物。

脱敏治疗需要的时间比较长，通常需要 2~3 年才能完成，而且要借助医学特别加工的过敏原提取液来完成治疗，不是说孩子对花生过敏，就给他一次少吃一点而逐渐加量这么简单。因此，脱敏治疗必须由专业人员来进行，家长不可在家自行尝试。

目前，脱敏治疗也有其局限性，只适用于 5 岁以上的孩子，而且不能用于治疗食物过敏和过敏性湿疹，可以用于患过敏性鼻炎、哮喘和 IgE 介导明确了吸入性过敏原的孩子。

温馨提示：

脱敏治疗存在一定的风险，对于病情比较严重的患者来说，经过脱敏治疗后，其风险系数和发生并发症的可能性都会增加，因此，是否能够进行脱敏治疗，还需要专科医生结合病情来判断。

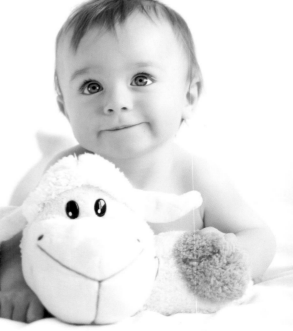

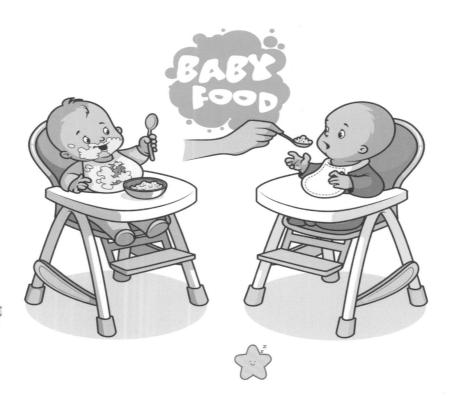

PART 02

儿科医生亲授，
小儿防过敏常识

从出生开始，家长就应重视孩子过敏的预防工作，
预防食物过敏是重中之重，此外，生活环境、运动、用药、
情绪等也易诱发过敏，这些防护点中的学问
都需要家长们平素掌握。

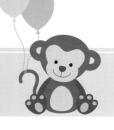

把好饮食关，预防小儿食物过敏

在儿童过敏的类型中，食物过敏的比例是非常高的，但也是可以预防的。为了避免孩子走入食物过敏的危险领域，家长应从孩子的"第一口食物"开始，给孩子科学喂养。

1 什么是食物过敏

食物过敏是人体免疫系统对某种食物或食品添加剂产生了异常反应。不是所有食物进入人体后都会出现异常反应，只有免疫系统不成熟的小儿或免疫系统受到破坏的人才可能出现过敏。生活中，我们常常会看到一些孩子，在进食了某种食物后，出现腹痛、呕吐、腹泻、全身出"包"、瘙痒难耐等情况，严重者可能还会出现心慌气短、休克等症，很可能就是食物过敏。

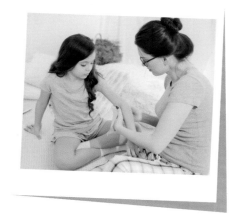

食物过敏与食物中毒症状相似，两者都可出现发热、腹痛、呕吐、腹泻等症状，但两者之间有明显的区别。食物中毒的症状主要表现在胃肠道上，而食物过敏虽然也会有胃肠道症状出现，但主要是全身性的症状，且皮肤变化尤为明显，容易出现皮疹、发红、瘙痒等症状，而食物中毒则没有。

2 孩子较成年人更容易发生食物过敏

食物过敏的发生率孩子比成年人高，这是因为婴儿出生后肠道开始接受大量新的食物抗原，但婴儿胃肠道的免疫及非免疫功能都没有发育成熟。在2岁以内，孩子肠道内蛋白水解酶的活性都没有达到成年人水平，加上肠道的屏障功能不完善，进食的大分子容易通过肠壁缝隙进入血液，诱发异常的免疫反应，因此孩子较成人更容易发生食物过敏。

3 食物不耐受不等于食物过敏

食物不耐受和食物过敏虽然都与食物有关，有些表现症状也相似，但两者有根本上的不同。有些家长由于缺乏相关知识，将两者混淆也是常有的事，接下来我们就仔细了解一下。

食物不耐受

（1）食物不耐受占据食物不良反应的大部分，与孩子的免疫功能没有很大关系，而是由孩子体内消化酶的缺失造成的。

（2）乳糖酶缺乏是较为常见的食物不耐受类型，由于孩子的胃肠道内缺少乳糖酶，无法将乳糖消化，就会出现腹胀、腹泻等胃肠道症状，而不会出现皮肤瘙痒等类似食物过敏的反应。

（3）食物过敏可能会在摄入过敏原之后不到 1 分钟就出现过敏症状；而乳糖不耐受的发生则会比较慢，一般是在餐后 30 分钟左右才出现。

（4）如果家长改变加工或者烹调方式，那么原本食物不耐受的情况会得到改变；而食物过敏不会因为这种变化而不再出现。

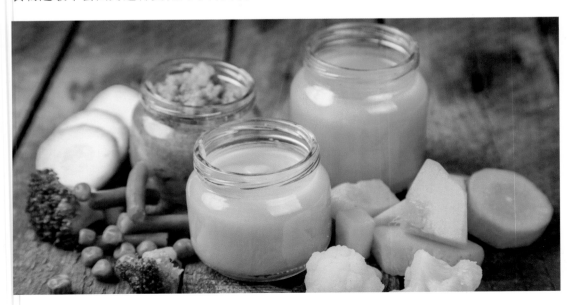

（1）从广义的角度看，食物过敏和食物不耐受、食物中毒一样，都是食物不良反应的一种，且食物过敏与食物不耐受都与遗传有一定关系，这是两者的相同点。

（2）食物过敏的发生通常是迅速的，当孩子第一次吃到致敏食物时，不会出现过敏反应，当再次接触时就会出现一系列过敏反应。换句话说，食物过敏与免疫有关，有免疫介导的参与。

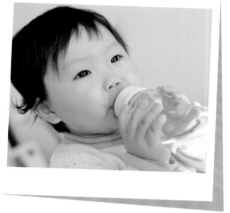

（3）食物过敏属于婴幼儿常见疾病，且症状呈多样化，不管是皮肤、消化系统还是神经系统，全身反应都有可能发生。

（4）只要孩子一接触到致敏食物就会出现过敏反应，与吃多吃少没有关系，而食物不耐受与食物量有紧密联系，孩子吃得越少，不耐受的表现就会越轻，相反则会越严重。

4 引起小儿过敏的常见食物

食物过敏会给孩子的生长发育带来诸多不利影响，如果家长能知晓引起孩子过敏的常见食物，并多加注意，就能在很大程度上降低食物过敏的可能性。

鸡蛋

鸡蛋中的过敏物质主要存在于蛋白中，据调查研究显示，蛋白中含有 4 种蛋白成分，会与人类血清结合，可能引起过敏反应。因此家长在孩子的辅食中添加鸡蛋时，可以先添加蛋黄，避免出现过敏。

牛奶

牛奶中的蛋白可能会引起孩子过敏，尤其是 6 个月以内的婴儿，其消化系统和免疫系统尚未成熟，不能将牛奶蛋白认为是有益物质因而实行攻击，就会出现过敏。随着年龄的增长，孩子的牛奶过敏症状会逐渐缓解。

海鲜

孩子对海鲜过敏，主要是对其含有的组胺过敏。因为孩子体内缺少分解组胺的酵素，一旦食用，组胺进入免疫系统就会出现过敏现象，例如皮肤过敏、头痛、口渴等。建议孩子 1 岁以后再尝试添加海鲜类食物。

花生

与鸡蛋、牛奶引起过敏一样，花生中所含有的特殊蛋白也会诱发免疫系统产生异常反应。因此孩子不要食用花生或含有任何花生成分的食物，哺乳期的妈妈也要回避花生。

加工食品

超市中售卖的各种零食都属于加工食品，虽然好吃，孩子也很爱，但大多数食物中含

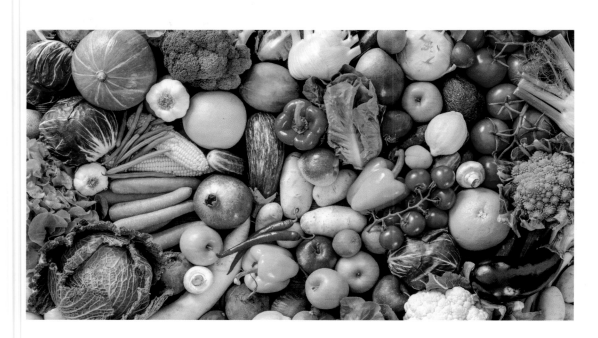

有添加剂，例如防腐剂、着色剂等。每个孩子的体质不同，对食物中所含有的添加剂反应也不同，其中一部分孩子就会出现过敏现象。

温馨提示：不只以上食物，还有部分蔬果如西红柿、芹菜、芒果、猕猴桃，粮谷如小麦、大豆，食品添加剂等也会导致过敏。

5 找出食物过敏原，回避致敏食物

为了让孩子免受过敏之苦，家长需要从源头入手，找到真正的食物过敏原并采取正确应对方法，才能更有效果。

找出食物过敏原

（1）如果孩子在食用某一食物后，立即出现皮肤瘙痒、腹泻、荨麻疹等过敏症状，那么往往比较容易判断过敏食物。如果是进食几个小时之后才有症状表现，则会增加正确判断的难度，家长要多留心孩子的饮食状况，这对排查过敏原十分重要。

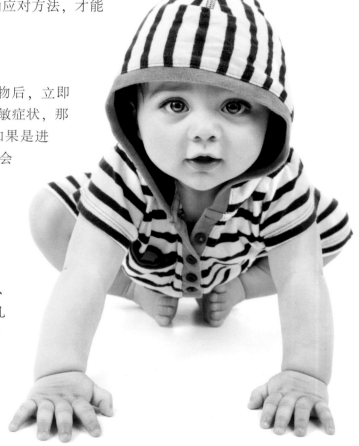

（2）对于疑似致敏食物，家长要仔细做好孩子的饮食记录，包括摄入食物种类、可疑过敏原、摄入量、症状间隔等，连续记录几天，就能发现其中的规律，找出食物过敏原。

（3）找到可疑致敏食物后，家长还要在专科医生的指导下进行排查。

（4）家长还要关注孩子的辅食添加的情况，一般6个月左右开始添加，每次摄入一种，如果情况良好再添加另外一种，千万不要一次喂多种食物，否则很难判断过敏原。

回避致敏食物

一旦孩子被确诊为食物过敏也明确查出致敏食物，家长就要采取回避疗法，即将此种食物从孩子的饮食中完全排除，并选择能保证其正常生长发育的食物代替至少半年以上，让身体"忘记"过敏原。随着孩子胃肠道功能的成熟以及免疫系统的完善，孩子可能会对有些食物过敏原产生耐受，家长可以每年带孩子去复诊一次，确定是否仍然会对此种食物过敏。

✿ 6 小儿食物过敏有自愈倾向

随着孩子的长大，他的胃肠道功能逐渐成熟，或者经过长期回避过敏原后形成耐受，过敏症状会逐渐缓解，从这一角度出发，可以说小儿食物过敏具有自愈倾向。

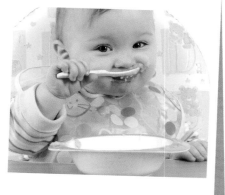

需要提醒家长注意的是，小儿食物过敏虽然具有自愈倾向，但不是说过敏可以不经过任何治疗就能完全消除。以过敏导致的儿童湿疹为例，1岁以后的孩子出现湿疹的情况确实会有所减少，甚至自行消失，但仍有一部分孩子的湿疹处于进展之中，过敏没有被根本治愈，就有可能引发其他过敏性疾病，且越发展越难治愈。

温馨提示：虽然牛奶、鸡蛋、大豆等食物过敏可以自愈，但有些食物过敏会伴随孩子一生。例如坚果、海鲜等引起的过敏是很难自愈的，家长切不可未经专业诊断就擅自让孩子进食致敏食物，否则会造成严重后果。

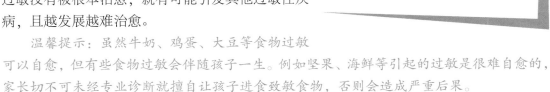

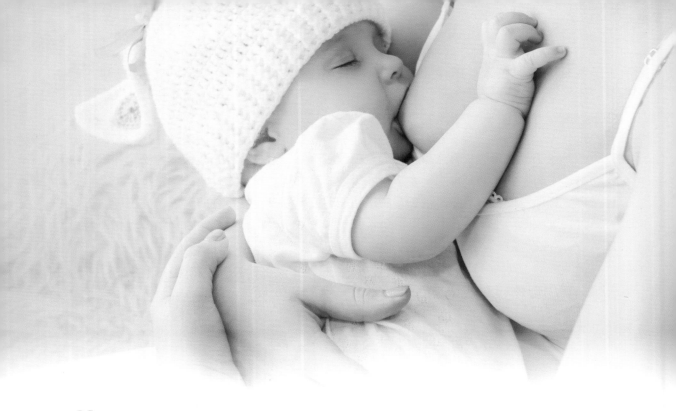

7　让新生儿吃到"第一口奶"

十月怀胎辛苦孕育，终于迎来了宝贝的平安降生，此时的他太过娇小，迫切需要妈妈的乳汁来哺育，不只是满足生长需求，乳汁对预防过敏也有重要作用。但有些家长担心母乳不足孩子会饿着而选择配方奶喂养，这样的做法并不可取。

妈妈的乳汁是宝宝的理想食物，尤其是分娩后前 5 天所分泌的淡黄色、质地黏稠的初乳，有着"赛黄金"的美称。因为乳汁中的成分及营养配比是为宝宝量身定制的，不仅营养物质含量丰富，还有多种免疫抗体，可以大大降低和减少过敏现象的发生。

此外对于新生儿来说，吃到的第一口奶是妈妈的乳汁尤为重要，因为母乳喂养属于有菌喂养，妈妈的乳头和乳腺管内会聚集很多细菌，当宝宝吮吸时，这些细菌就会随着乳汁进入体内，对其肠道菌群的建立以及免疫系统的成熟有积极影响，而且属于中性粒细胞的 B 细胞受到刺激，就会偏向抗感染一边，这样就能避免过敏的出现。相反，如果宝宝吃到的第一口奶是配方奶，其体内的 B 细胞就会直接接触异性蛋白质，受其刺激而偏向致敏的一边，导致过敏。因此，宝宝出生后的第一口奶最好是母乳。

　　但有些新妈妈的乳汁并没有在产后第一时间就顺利分泌，由于担心宝宝会饿坏，所以很多家庭会将配方奶作为"第一口奶"。这种心情可以理解，但做法不妥当。宝宝在出生前已囤积自己所需的营养，从而给妈妈下奶留下充足的时间，他身上的灰色脂肪足够维持3天的能量，妈妈不要过于担心，也不要剥夺其第一口吃母乳的权利。

8 坚持 6 月龄内纯母乳喂养

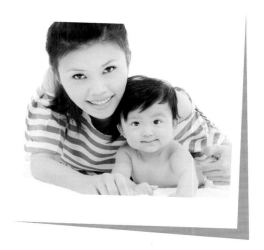

　　这里我们所说的纯母乳喂养，是指孩子从出生后的第一口奶开始就是母乳喂养，且根据世界卫生组织、国际母乳协会以及联合国儿童基金会的建议，至少要坚持 6 个月的母乳喂养，6 个月以后开始添加辅食，并继续母乳喂养至孩子 2 岁。

　　之所以向各位妈妈提出这样的哺喂建议，主要是依据母乳的生物学特性，母乳既能满足宝宝的营养需求，也对妈妈有好处。

　　（1）母乳中含有近 200 种营养成分，是配方奶远不能及的，可以满足婴儿出生 6 个月内生长发育所需的全部液体、能量和营养素。

　　（2）母乳可以向 6 个月以后至 1 周岁的婴幼儿提供一半甚至更多的营养物质，即使是宝宝出生后的第二年，母乳依旧能提供近 1/3 的营养物质。

　　（3）从增强体质的角度出发，母乳中含有专门抵抗病毒入侵的免疫抗体，可以增强宝宝的抗感染力，还能让其免受麻疹、风疹等病毒的侵袭。

　　（4）母乳中的蛋白对于孩子来说是同种蛋白，一般不会引起免疫系统的异常反应而诱发过敏。母乳中的免疫活性物质、白细胞等其他有益成分，对各种病原有清除作用，这些对年龄尚小的婴幼儿来说都极其重要。

　　除了以上内容能够说明坚持纯母乳喂养的重要性外，还有一项宝宝应接受母乳喂养的原因，就是其内心的满足与需要。细心的妈妈会发现，宝宝只要一吃奶就变得很享受，如果不舒服，吃两口奶就能平静下来。这是因为宝宝能够通过触觉、嗅觉等来感受妈妈的怀抱、熟悉的气味，这会让他感到无比安全，对其心理层面的健康发展有重要作用。

❋ 9 无法纯母乳喂养时，选择婴儿配方奶

每个妈妈都想用自己香甜的乳汁哺育宝宝长大，但由于一些特殊情况而确实不能进行母乳喂养时，也不能盲目勉强，而应在医生的指导和建议下选择合适的配方奶进行科学喂养。

进行配方奶喂养的情况

（1）患有半乳糖血症、苯丙酮尿症、严重母乳性高胆红素血症的婴幼儿，需进行配方奶喂养。

（2）妈妈患有艾滋病或人类 T 淋巴细胞病毒感染、结核、水痘、带状疱疹病毒感染、单纯疱疹病毒感染、巨细胞病毒感染、乙型肝炎和丙型肝炎病毒感染等疾病，服用药物，过量饮酒、吸烟，癌症治疗或密切接触放射性物质等情况下，不能用母乳喂养宝宝。

（3）经过多方努力，妈妈的乳汁仍然分泌不足时，需要配方奶的补充，以满足宝宝的营养需求。

（4）母乳喂养期间，宝宝的体重增长缓慢，说明母乳摄入量不足，为了保证其营养需求的满足，需要额外添加配方奶。

选择合适的配方奶

对于大多数婴幼儿来说，选择普通的以牛奶或羊奶为原料制成的配方奶粉就可以了。只是不同年龄段，宝宝所需的营养物质有所差异，家长在选购奶粉时要考虑到孩子的年龄。目前市售配方奶的常规分段法为：适合 0~6 个月婴儿的一段奶粉；适合 6~12 个月婴儿的二段奶粉；适合 1~3 岁幼儿的三段奶粉。当然，不排除各个品牌奶粉的分段略有差异，家长在购买前一定要看清段位标注。

此外，还有部分孩子的生理情况比较特殊，例如乳糖不耐受的宝宝需要选择无乳糖配方奶粉，对牛奶蛋白过敏的宝宝需要喝深度水解蛋白配方奶等。总之，家长要多方对比和考量，必要时可以咨询专业人士，为孩子购买合适的配方奶。

10 婴儿牛奶蛋白过敏怎么办

牛奶中含有丰富的营养物质，对孩子的生长发育很有帮助，所以家长常常会让孩子多喝些牛奶。但生活中也有很多孩子对牛奶中的蛋白过敏，此时家长应选取其他合适的奶类来代替，否则孩子就很容易出现营养不良。

选择特殊配方奶

如果是吃母乳的孩子对牛奶蛋白过敏，妈妈可以继续哺乳，只是要回避牛奶及其制品，以改善其过敏症状。如果妈妈的这种做法不能起到缓解作用，或者是未满 2 岁又不能喂母乳的牛奶蛋白过敏儿，则要完全回避牛奶蛋白成分的食品，并食用氨基酸配方奶，以保证营养需求的满足。

循序过渡到普通配方奶

孩子服用一段时间氨基酸配方奶后，其过敏症状会逐渐消失，此时可以其换成深度水

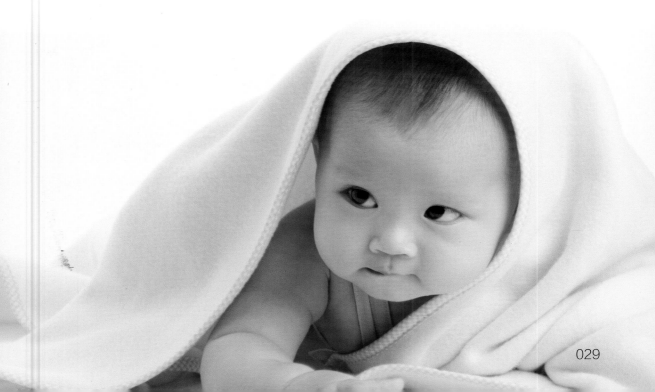

解配方奶，此种配方奶是牛奶蛋白水解的产物，可治疗牛奶蛋白过敏引起的症状。具体的步骤为：将孩子一次喝的乳量分成 10 个等份，第一天按照 9:1 的比例，用 9 份氨基酸配方奶和 1 份深度水解蛋白配方奶调配。此后，每 3 天减少 1 份原来的配方奶，增加 1 份新换的配方奶，直至完全换成深度水解蛋白配方奶。坚持喂养 3 个月，待情况进一步好转就可以用上述方法，逐步换成部分水解蛋白配方奶，再坚持 3 个月，如果期间孩子没有因为吃蛋糕、酸奶而过敏，就可以用普通配方奶代替部分水解蛋白配方奶了。

温馨提示：一般来说，只要孩子生长良好，没有出现身体不适，而且孩子也较喜欢，家长就不要频繁地更换配方奶品牌，否则无形之中也会促使孩子成为过敏体质。即便要更换配方奶，也要在孩子身体状况允许的情况下，采取交替渐进的方式进行。

11 辅食添加应循序渐进

随着孩子一天天长大，妈妈乳汁中的营养已经不能满足他的需求，此时就要进行辅食添加。但有些妈妈因为工作的需要，或者想尽快恢复身材，而过早地断奶，用辅食代替，这种做法是不可取的。

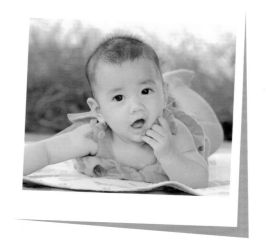

孩子的年龄太小，其免疫系统、消化系统等功能都不健全，过早添加辅食会增加其消化负担，而且还会诱发过敏。等孩子再长大一些，在恰当的时机添加辅食，孩子对食物有了耐受性，过敏的危险会大大减小。那什么时间才是恰当的辅食添加时机呢？家长可以从两个角度来确定，一是实际月龄，二是孩子的身体状况。

实际月龄

据世界卫生组织以及联合国儿童基金会建议，母乳喂养满 6 月龄后添加辅食较为适宜。如果是早产儿则要遵循矫正年龄满 6 月龄，早产儿矫正月龄 = 实际出生月龄 −（40 周 −

出生时孕周）/4，如果宝宝是 36 周出生的，即便已经出生 6 个月，但其矫正年龄为 5 个月，即：6 —（40 — 36）/4=5。

身体状况

（1）孩子能灵活自主地控制自己的脖颈部位。

（2）在家长的帮助下坐稳或者自己就能坐稳。

（3）对吃饭表现出一定的兴趣，例如盯着妈妈吃东西、流口水、抢筷子等。

（4）如果家长把汤匙等餐具送进孩子的嘴里，他不拒绝。

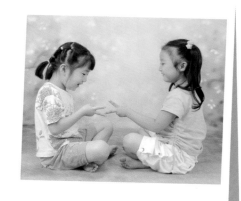

（5）孩子的身体状况和情绪都比较好。

需要提醒家长注意的是，即便孩子到了辅食添加的月龄，但若刚好身体不适，适当推迟一两周再添加辅食也没关系；如果家族本就有过敏史，那么建议家长推迟1~2个月再进行辅食添加，且添加的食物种类要从单一品种开始，那些容易致敏的食物要推迟添加。

12 自制辅食，减小婴儿过敏概率

市售的成品辅食，在制作加工过程中难免加入一些添加剂，稍不注意，孩子就会因此过敏。因此建议家长亲手为孩子制作辅食，安全、卫生、没有化学添加剂的食物才是适合孩子的。

在开始为孩子制作辅食之前，家长要先了解相关知识，"知己知彼"才能为孩子制作出美味、可口的食物。例如，首先要准备好辅食制作工具，包括滤网、研磨碗、榨汁机等；掌握基础的烹饪技巧，如蒸、煮、研磨、滤汁等。接下来就是具体的制作过程，为了便于家长了解具体的辅食类型，特归纳总结下表，仅供参考。

不同月龄辅食添加一览

月龄	食物形态	适宜食物	慎吃食物
6～7个月	稀一点的泥糊状食物	米汤、米粉、蛋黄、苹果、梨、香蕉、南瓜、土豆、红薯、山药等	鲜奶、蛋白、草莓、面包、花生、虾、蟹、盐、糖等
8～9个月	半固体形态，孩子能用舌头捣碎	胡萝卜、包菜、菠菜、冬瓜、西蓝花、青豆、玉米、动物肝、鸡胸肉、猪肉等	鲜奶、蛋白、蜂蜜、花生、盐、糖等
10～12个月	比上一阶段的食物稍硬一点、体积大一点，能用牙龈嚼碎	三文鱼、草鱼、牛肉、面包、面条、猪肝、芹菜、莴笋、食用油等	糖果、巧克力、豆浆、花生、鲜奶、蛋白等
13～24个月	成形的固体食物，但质地要细、软、烂	鸡蛋、鹌鹑蛋、草莓、鲜虾、豌豆、黑木耳、金针菇、鲢鱼、鲜奶等	香肠、熏肉、果冻等

13 辅食应尽量保持原味

　　成年人的饮食中要有油、盐、酱、醋才更加美味，但对于孩子尤其是处于辅食添加阶段的小宝宝来说，这些调味品很容易刺激他们的机体，引发过敏。所以，家长不能以自己的口味喜好来制作辅食，而是要尽量保持食物的原汁原味。

　　口味清淡的食物有助于提高孩子对不同食物的接受度，减少偏食、挑食的风险，等到孩子长大一些，可以添加少许调料，以增加其食欲。但家长一定要注意观察孩子是否有过敏症状，接下来我们就详细聊一聊常见调味品的添加方法，以保证喂养安全。

盐

1 岁以内孩子的食物中不需要添加盐；1~2 岁的孩子可以继续保持吃原味辅食的习惯，如果要加盐，也不能超过 1 克；2~3 岁的孩子每天吃盐不超过 2 克，如果是火腿、零食中有盐分，也要包括在其中；3~6 岁孩子每天盐分的摄入量不超过 3 克。

酱油

1 岁以内的孩子不吃酱油，1 岁以后可以吃少许酱油，由于酱油中含有盐，所以要相应减少盐的摄入量。如果是大豆过敏儿，则不能吃酱油。

醋

我国目前还没有对儿童每天摄入醋的量有明确规定，但根据营养专家的建议，2 岁以后或者更大一些，再让孩子尝试吃醋。

刺激性调味料

花椒、胡椒、八角、五香粉等调料不能出现在 1 岁以内孩子的饮食中，年龄稍大的孩

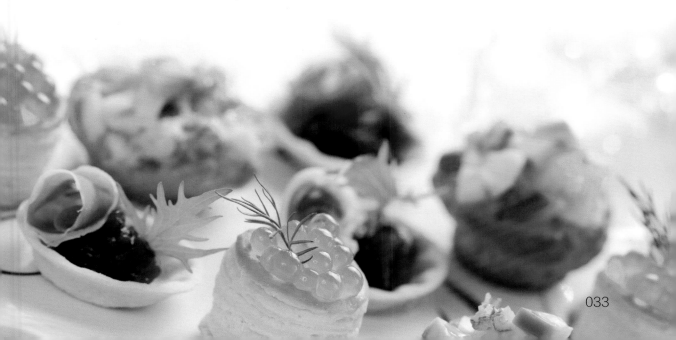

子也要少吃，过敏体质的孩子应禁止添加此类食物。

温馨提示：植物油能为孩子补充能量和脂肪酸，在辅食中可以适当添加。但如果是对大豆或者花生过敏的孩子，则不能食用大豆油或花生油。

✿ 14 补充维生素C有助于缓解过敏

维生素 C 不仅是人体所必需的营养物质之一，而且还可以预防和缓解过敏症状，过敏体质儿的家长，不妨多为孩子补充维生素 C。

缓解过敏性疾病

（1）维生素 C 具有抗氧化的作用。如果孩子有皮肤过敏症状，适当补充维生素 C 就能对症缓解皮肤病症，加速痊愈。

（2）当异物入侵身体，体内会释放组胺等活性物质刺激神经，就会出现打喷嚏、鼻痒等过敏性鼻炎症状。而维生素 C 能起到抑制组胺生成的作用，从而在一定程度上缓解过敏症状。

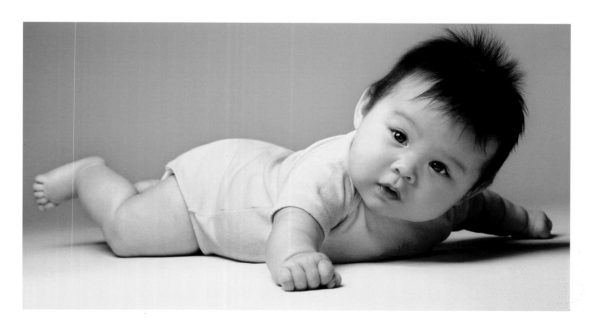

（3）过敏性紫癜会伤害血管，使血管脆性增加，引起浮肿、出血等情况。而维生素C能够保护血管，减少血管变脆弱的机会。

正确补充方法

（1）从食物中摄取维生素C，是较为安全的补充方式。大多口感酸甜的蔬果含有丰富的维生素C，例如西红柿、橙子、猕猴桃等。家长可以根据孩子的口味喜好多购买几种，让孩子食用。但其性寒凉，不可多吃，以免伤及脾土。

（2）食补维生素C虽然安全，但见效缓慢，必要时，家长可以在医生的指导下，让孩子服用维生素C药剂。但不能过量服用，否则孩子会出现腹泻、腹痛甚至患上各种骨病。

（3）由于维生素C分子小、吸收快，若空腹服用维生素C药剂，很容易从小便中排出。在餐后服用，不仅不会影响其吸收率，还可以避免从体内流失，所以建议在餐后立即服用。

15 不过早给孩子喂食父母过敏的食物

如果家族中有过敏史，孩子出现过敏症状的可能性就会增加很多，这是因为过敏具有遗传性。如果家长不过早地给孩子喂食自己过敏的食物，就能从一定程度上预防过敏。

不只是防过敏，不过早接受家长过敏的食物还能进一步保证孩子的饮食安全，从而确保孩子获得充足的营养，健康成长。此外，在循序渐进中接受家长易过敏的食物，孩子对食物的耐受性会慢慢增加，过敏性的概率也会随之减少。家长的具体做法，可以参考以下内容。

试吃做法不可取

在孩子刚开始添加辅食时，由于之前没有涉及奶类以外的食物，所以家长不能确定孩子到底对哪种食物过敏，通常就会采取吃一种、排除一种的试吃做法。虽然能达到辨别过敏的目的，但孩子不是试验品，辅食添加也不是做试验，这种行为是非常不可取的。尤其是本身就有食物过敏的家长，明知道自己不能吃却给孩子添加，无形之中就把孩子推向过敏的深渊，相反，家长只有先避开自己过敏的食物，日后再慢慢让孩子接触，才能有效预防过敏的发生。

在孩子的喂养问题上，家长会在不自觉中遵循自己认为正确的观念，从而可能产生一些有失偏颇的想法。例如，有的妈妈觉得保证孩子的营养是首要任务，所以有些富含营养但用时可能导致过敏的食物依旧让孩子食用；有的家长则唯恐孩子生病、过敏，从而将很多食物拉进"黑名单"，而忽略了孩子的营养摄入。但事实上，营养和防过敏并不是独立的，家长要多花心思来平衡两者之间的关系，尽可能地让孩子又吃得营养又不出现过敏。

如果孩子正处于食物过敏中，不管多有营养的食物，只要有加剧过敏症状的可能，就切不可让孩子吃。但为了保证营养，家长可以选择不含致敏成分的食物代替，例如孩子对海鲜过敏就可以选择牛奶或者豆制品来补充蛋白质。总之家长要打破自己的原有思维，多了解食物的营养和交换法则，以平衡营养和防过敏。

即使家长做到不过早添加自己过敏的食物，也要多警惕食物中隐藏的致敏成分。日常生活中很多食物都含有鸡蛋、牛奶、坚果等成分，家长稍有疏忽就会让孩子误食致敏物。为此，要提醒家长多查看食品成分表，仔细比对之后再购买。

16 过敏体质儿外出就餐的饮食原则

假期、周末是难得的家长和孩子一起休息的时间，很多家长为了多陪孩子，会选择一起外出游玩，这就免不了在外就餐。但孩子是过敏体质，稍有不注意就很可能出现过敏症状，接下来我们就来了解过敏体质儿外出就餐的饮食原则。

（1）面对大大小小的餐厅，家长首先要帮孩子选择一家正规的、自己比较熟悉的餐厅，以保证食品卫生安全。如果附近没有熟悉的餐厅，家长也可以通过观察餐厅的整体卫生条件、人气等因素来判断，因为不好的餐厅自然会没有什么顾客。

（2）在点菜时，家长要将孩子易过敏的食物主动告知服务人员，选择的菜肴口味也要兼顾孩子的需求。例如1岁以内的孩子不需要摄入调料，大一点的孩子也要多吃口味清淡的食物，所以家长也要告诉服务员菜肴要少油、少盐。

（3）豆类食物例如四季豆、扁豆等，如果烹饪不充分，会有食物中毒的风险，加之餐厅上菜时间紧张、炒菜分量大等原因，可能存在加热不充分的情况；未熟透的鸡蛋中可能存在沙门氏菌污染。所以豆类食物、溏心鸡蛋、含生鸡蛋的沙拉等食物最好不选择。

（4）为了避免交叉感染，孩子使用的餐具最好是自己从家中带的，如果要使用公共餐具，建议家长用热水烫一下再给孩子用。如果是几个家庭聚餐，也可以先把孩子的饭菜单独夹出来。

（5）对于年龄较小的孩子，一日三餐的用餐规律并不适合他们，远距离出游期间孩子很容易饿。此时，家长可以提前从家里带些食物，例如洗净的水果、奶类或者自制的小馒头等，以满足孩子的需求。

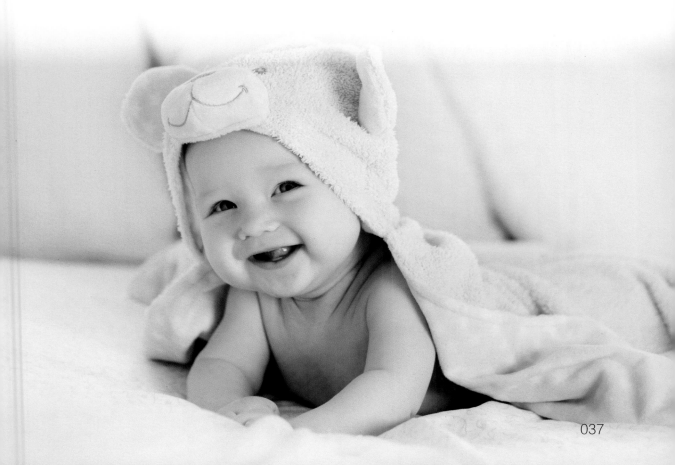

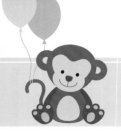

为孩子营造低敏居家环境

如果孩子进入某种环境中常出现鼻塞、打喷嚏、出疹等症状，且不易治愈，就应考虑孩子是否对某些环境因素过敏。在生活中，家长应小心避免生活中的过敏因素影响孩子健康。

1 做好收纳和卫生，防止尘螨侵袭

尘螨是生长在尘土中导致过敏反应的一种微小生物，也是常见的重要过敏原之一。在家庭中，尘螨是最容易导致过敏的因素之一。有数据显示，过敏体质的人有 60% 以上对尘螨过敏。

尘螨是如何引起过敏的

当有过敏体质的人吸入尘螨等过敏原后，就会激活机体的免疫系统，产生比正常人多的特异性 IgE 抗体，使机体致敏。一段时间后，人体再次吸入此类抗原，过敏原就会与抗体结合，导致多种过敏性疾病。

尘螨过敏的表现

尘螨过敏比较常见的症状有皮肤过敏和呼吸道过敏，表现为眼睛痒、鼻子痒，晚上睡觉或早上起床有鼻塞、咳嗽、打喷嚏等症状，到空气好的地方就好转，家中在打扫卫生时症状加重等。

如何减少孩子尘螨过敏

预防孩子尘螨过敏最好的办法就是改善孩子的生活环境，避免其接触过敏原。家庭中的尘螨 90% 以上集中都在床上的被芯、床垫和枕芯里面，衣柜、窗帘等地方也较为常见。家长可以从以下方面做起，减少孩子尘螨过敏：

（1）使用防螨虫的床上用品，并经常更换、清洗、晾晒。

（2）保持室内空气流通，经常开窗通气。

（3）尽可能降低室内湿度，干燥环境不利于尘螨的生长繁殖。

（4）衣柜里不常用的衣物，建议用真空收纳包装起来。

（5）长时间不用的衣物和被子，一定要先洗、晒再用。

（6）定期清洗空调过滤网，去除其上吸附的螨虫、真菌及其他过敏原。

（7）房间窗帘也要定期清洗或改装，以防尘螨吸附。

（8）经常擦拭室内物表面，可以很大程度地减少尘螨数量。

（9）经常使用吸尘器等清扫工具，更为彻底地清扫屋子，减少室内尘螨的生活空间。

2 孩子的玩具要经常清洗

玩具是孩子成长过程中不可缺少的"好朋友"，一般来说，年龄较小的孩子，和玩具接触的时间较长。容易藏污纳垢的玩具可能会沾满细菌、蓄积尘螨，而孩子自身的抵抗力差，一旦受到细菌、病毒的侵扰，就会感染多种疾病，影响身体健康。

可见，玩具的清洁直接关系到孩子的健康，因此，在孩子玩得开心之余，家长的玩具清洁工作一点都不能马虎。不过，孩子玩具的种类很多，不同材质的玩具应采用不同的清洗方式。

塑胶玩具

塑胶类玩具在清洗时可先喷少许酒精再用水清洗，或是在水中放入少许温和的洗涤剂，再放入玩具清洗。洗完后可将玩具放入加有少许醋的水中，彻底消毒。最后将玩具放在阳光下晒干即可。不过，有一些适合在水中玩的塑胶玩具，在用浸泡法消毒后有个很麻烦的问题，就是每次洗过或是宝宝在水里玩过之后，玩具里面都会有水进去，很难弄干。水留在玩具里时间长了难免会滋生细菌，宝宝在玩耍、摆弄的时候，里面的水又会不时流出来，弄湿衣服，既不卫生又很麻烦。这时，可以把玩具底部的口哨挖出来，把水挤干后再装上，问题就迎刃而解了。

毛绒玩具

可以水洗的毛绒玩具可用中性洗涤剂温水洗，用毛刷轻刷，洗后进行脱水处理，然后放在阳光下暴晒。有些毛绒玩具不能水洗，可将玩具放入塑料袋内，加入粗盐使劲摇晃；约10分钟后，打开塑料袋，取出玩具，擦净粗盐，然后拿出去晒一晒就可以起到较好的杀菌除螨效果了。另外，在清洗之前，可将玩具身上的缝线拆开一点，把填充物取出来，放到太阳下曝晒。等玩具清洗晒干之后，再把填充物塞进去缝好。这样做虽然麻烦点，但可以防止填充物霉变，还能及时发现"黑心棉"的毛绒玩具并清理出去。

木制玩具

木制玩具，如积木，若是表面有脏污或被涂色，可用橡皮擦一擦，缝隙之间可用旧牙刷刷洗。记住，木制玩具泡水容易变形，不能直接喷清洁剂，以免渗入木纤维造成反效果，可用棉布蘸酒精擦拭，自然风干即可。

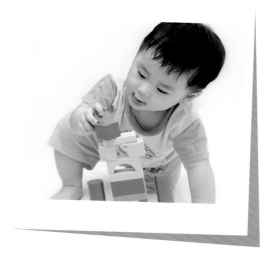

铁皮玩具

铁皮玩具可以先用肥皂水擦洗，再用清水冲干净，然后放在阳光下晒干，注意每次用的水不宜过多，以免造成玩具生锈。

特殊玩具

除了以上介绍的四种材质的玩具外，还有一些特殊的玩具需要特殊对待，接下来我们将分别进行介绍。

洋娃娃： 可以用海绵蘸水（可以是用酒精或白醋稀释过的水）擦拭洋娃娃的脸部，用棉签清理鼻子、眼睛；洋娃娃的衣服若是无法脱下来，可用刷子蘸洗涤剂刷一刷，再用清水局部清洗；娃娃的头发可用甘油（一种保湿剂）清洗。

带电玩具：指的是有电池、电线的玩具，这类玩具不能碰水，建议用海绵蘸少许水（可以是用酒精或白醋稀释过的水）擦拭，然后用干抹布擦干。

固齿玩具：固齿玩具就是宝宝们用于磨牙的玩具，因为要放进嘴里，所以家长们不仅要科学清洗和消毒，还要注意保证清洗的次数。一般建议用给宝宝洗奶瓶的清洁剂清洗，洗干净之后，如果不放心，也可以放在开水中再次消毒。

温馨提示：

孩子的玩具一般建议每周清洗 2 次左右。在晒的过程中，还要经常给玩具翻面，尽量保证玩具的各个位置都能晒到太阳。这样才能充分杀灭细菌，保证玩具的清洁和卫生。

3　室内勤通风、换气，让阳光照进来

无论是在哪个季节，室内勤通风、换气已然成了健康家居生活的必备举措。而家中孩子如果容易过敏的话，经常开窗通风也是极为必要的。

一般来说，通风、换气的时间是有讲究的，以下 5 个时间段家长要格外留意，只有在正确的时间开窗通风，才能有效保证室内的空气质量。

早起后

在正常情况下，一个人每小时大约能呼出 22 升二氧化碳，早上起床后，经过一整夜的呼吸吐纳，卧室空气含氧量非常低。而在整理床铺时，尘螨、皮屑等细小污染物会飘浮在空中，此时正是开窗换气的好时机。

做饭时

在烹饪过程中，无论采取什么样的烹调方式，都可能产生大量油烟，尤其是煎、炒、炸时油烟更多，这些油烟会对人体的鼻、眼、咽喉黏膜产生强烈的刺激，进而引起各类呼吸系统疾病。因此，做饭时要保持开窗，让空气对流，做饭后继续开窗 10 分钟以上。

洗澡后

洗澡后，卫生间里水汽凝结，湿度很大，极易滋生霉菌，此时开窗通风是为了降低空气湿度，去除湿气。

打扫房间时，室内空气中污染物密集，大量细菌、尘螨、皮屑都会飘浮在空中。打扫时必须保证开窗通风，以免人居于其中，吸入细小颗粒物，引发过敏。

睡觉前

睡前开窗通风，可以增加室内空气中的氧气浓度，利于睡眠。一般建议在睡前半小时开窗 15 分钟。

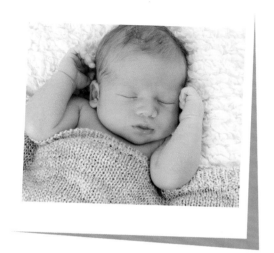

一般来说，家长只要保证每天开窗通风换气至少 3 次，每次时间不少于 15 分钟，就能有效保证室内的空气新鲜，减小孩子发生过敏的概率。另外，如遇特殊情况，如雾霾天，也要坚持通风、换气，但窗户不能大开，时间也要适当缩短。

4 家居环境不要过分洁净

家长都知道，要预防及减少孩子过敏，保持洁净、舒适的家居环境必不可少。不过，凡事过犹不及，如果家里过分讲求洁净，反而对孩子的身心健康不利。爱干净但不过分干净，让孩子适度地接触"脏"环境，才是防止过敏的重中之重。

过分洁净的环境易引起过敏

人体内的正常菌群具有促使免疫系统成熟的功能，对于孩子而言，随着出生之后肠道内、皮肤上正常菌群的积存，身体时而受到某些细菌的刺激，免疫系统才开始启蒙、发育、逐渐成熟，为今后抵御疾病做好准备。环境过度清洁会拖延，甚至阻碍孩子肠道内正常菌群的生成，不利于孩子免疫系统的建立和成熟，从而增加了过敏的风险。

人体内正常菌群能够产生可以降解碳水化合物等营养物质的酶，帮助肠道消化食物，还能帮助机体抵御外来细菌的入侵，保持身体的健康。如果清洁过度，免疫系统养尊处优，没有经受过病菌的考验，一旦环境发生改变，免疫系统就难以快速做出反应，孩子就容易出现不适症状。

因此，父母在平时打扫卫生时，可以有选择、有重点地清洁，只要保持主要的吸灰物品如枕头、床单、地毯等干净整洁，定期进行清洗、除尘、晾晒即可，不要过度依赖有杀菌功效的清洁产品。如果需要消毒，可用过氯化氢、漂白水、酒精等代替消毒液，或者用清水多擦拭几遍。同时，要注意经常打开窗户以保持室内空气流通、阳光充足。当然，有些细菌比如他人携带的致病菌，父母要避免孩子直接接触，以免危害身体健康。

 ## 5　不要在孩子生活的环境中吸烟

我们都知道，吸烟有害身体健康。对于孩子来说，烟雾会刺激其呼吸道，引发过敏，家长应尽量为孩子营造一个无烟、健康的生活环境，这是保障孩子身心健康的重要举措。

有研究发现，香烟可使婴儿血液中与过敏有关的 IgE 抗体水平上升。孩子如果长期处在吸烟的环境中，呼吸道黏膜的防御能力、整个呼吸系统的防护能力以及身体免疫力可能会受到一定程度的损害，长大后食物过敏的风险可能远远高于同龄人。

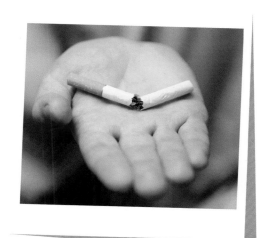

除此之外，如果孩子长期接触二手烟，还会损害呼吸道健康，伤害娇嫩的皮肤，妨碍身体长高，影响智力，甚至引发恶性肿瘤等，造成非常严重的后果。可见，让孩子远离香烟是极为必要的。

为了孩子的健康成长，也为了家居环境的洁净，家长应从以下几个方面做起，努力创造无烟环境：

（1）爱抽烟的家长要自觉戒烟，还孩子一个健康、安全的环境。

（2）如果烟瘾比较大，没有足够的毅力去戒烟，就尽量不要在孩子面前吸烟，应维护无烟的室内环境。

（3）就算家中有客人来访，也不要在室内吸烟，可婉转告知他们，一般情况下大家都会谅解。

（4）抽过烟后，应脱掉抽烟时穿的衣服、鞋子，然后洗干净自己的脸和手，再去抱孩子。

（5）可以在房间里多摆放一些绿色植物，比如吊兰、绿萝、芦荟等，这些植物在一定程度上可以净化香烟中的一些有害成分，达到净化空气的效果。

（6）带孩子出去游玩时，最好选择明令禁烟的场所。如果没有明令禁烟的地方，就选择无烟区，或者通风较好的区域，方便避开二手烟。

6　过敏高发季节，少带孩子出门

如果您的孩子是过敏体质，或者很容易发生过敏性疾病，家长就要高度警惕过敏的高发季节，并在此期间做好预防和护理措施，尽可能降低孩子过敏的可能性。

一年四季中，春季是皮肤过敏的高发季节。由于季节的变换，皮肤变得脆弱敏感，对阳光的抵抗力减弱，皮脂腺和汗腺难以取得平衡，极易导致皮肤过敏。

此外，夏秋交替季节也是过敏的高发时期。一方面，大部分地区的气温逐渐下降，有时又突然回暖，气温剧烈波动，冷暖空气频繁交流，极易出现皮肤过敏，表现为发红、起疹子、干燥、脱皮、刺痒等；另一方面，干燥的气候容易导致尘螨和灰尘等过敏原增多，诱发过敏。

过敏高发季节的出门攻略

在过敏高发季节，父母应尽量少带孩子出门，尤其是去公园、野外等柳絮、花粉比较多的地方，减少与过敏原直接接触。另外，10:00—16:00 空气中粉尘的浓度最大，这段时间最好待在室内，尽量减少室外活动时间。

如果不得不出门，就要做好防护措施：

（1）尽量别选在清晨、傍晚或阵雨之后进行室外运动，室外活动时间别太长。

（2）给孩子戴上口罩，穿好长袖衣服、长裤等，远离花丛，以减少花粉等过敏原对皮肤的侵袭。

（3）如果孩子患有过敏性结膜炎，或者有过敏性结膜炎病史，最好戴上防护墨镜。

（4）如果是开车外出，一定要及时关好车窗，以免花粉、柳絮等致敏因子飘进来，引发过敏反应。

（5）外出回家后让孩子认真洗脸和洗手，并更换衣服，尽量清除身上可能携带的花粉及气味。

（6）有太阳光，天气好时再外出活动，但须做好紫外线防护措施，可以打遮阳伞、戴遮阳帽等，尽量减少皮肤裸露的面积。

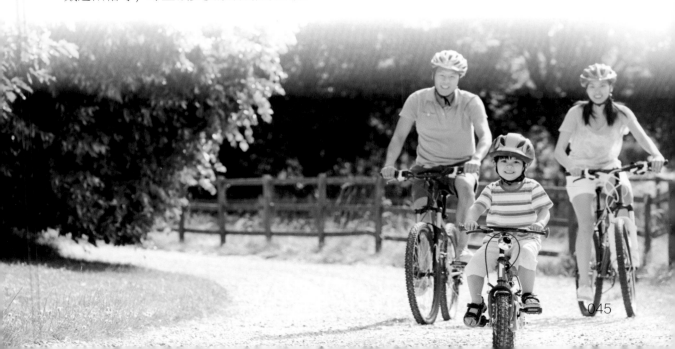

7 夏天注意蚊虫叮咬导致过敏

夏天是蚊虫肆虐的季节，再加上天气炎热，皮肤常裸露在外，给蚊虫叮咬创造了很多机会。人体皮肤被蚊虫叮咬后，蚊虫毒液可进入皮肤，刺激免疫系统释放炎性物质，从而引起丘疹、红色斑疹、荨麻疹等过敏性皮炎，部分人的皮肤表面还会出现小水疱。

一般来说，蚊虫叮咬引发的过敏多发生在婴幼儿身上，症状因人而异，大部分孩子过几个小时就没什么感觉了，但有的孩子反应会比较强烈，红肿瘙痒持续好几天，家长不得不引起重视。

巧妙预防蚊虫叮咬

预防孩子蚊虫叮咬过敏最好的方法就是防止孩子被蚊虫叮咬，尽量减少或避免与蚊虫接触的机会。家长可以从以下几个方面做起：

（1）少让孩子到草地、花园中去：花园和草地中通常蚊虫较多，应让孩子少去，尤其是黄昏蚊虫活跃的时段。如果孩子不得不去，也应穿着宽松的长衣长裤，并在孩子外衣外裤上喷洒一点驱蚊液、花露水等。如果用驱蚊液，应先确定孩子是否可以使用，同时叮嘱孩子不要让手碰到驱蚊液，也不要把手放在嘴里或揉眼睛，回家记得及时洗手、洗澡、更换衣物。

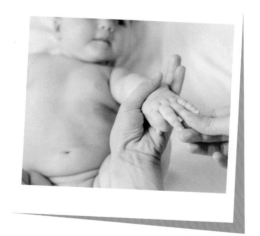

（2）巧用"气味"驱虫：蚊虫偏爱甜腻的味道，却讨厌花露水、精油、橘子皮、丁香、薄荷等气味，家长可以选择自家孩子喜欢的气味来驱散蚊虫。比如，在孩子的房间里悬挂装有干柠檬或干橘子皮的透气袋，在孩子的洗澡水中加入少量精油，或者在院子里摆放少许茉莉花、夜来香等具有驱蚊效果的盆栽。

（3）房间定期杀虫：居住多年的房子尤其是木质房子，在地板下或堆放杂物的角落里容易滋生蚊虫，平时打扫时也不容易清理。不妨在休息日，空出一天或半天的时间，给房间每个角落洒上杀虫剂，然后关好门窗出去游玩几个小时，回来后打开门窗通气，清扫干净。相信这样的定期杀虫会让房间内的蚊虫少很多。注意，在房间内喷洒杀虫剂时，一定要做好防护措施。

（4）经常清洗、晾晒家居用品： 地毯、席子、被子、床褥等容易藏虫子的家居用品应定期清理。清理这些用品时，一定要先清洗或经过去尘处理，再拿出去暴晒。特别是凉席，由于夏季炎热，人体容易出汗，皮屑和灰尘容易浸入凉席缝隙中，滋生螨虫或其他小虫，因此一定要用开水烫洗并暴晒后再使用。

（5）让孩子摄取适量 B 族维生素： B 族维生素经人体消化后，会在人体表皮产生一种蚊虫害怕的气味，从而预防蚊虫叮咬，而且这种气味人是闻不到的。因此，对于过敏体质的孩子，平时可以多给他们吃一些富含 B 族维生素的食物，如谷物、动物肝脏等。

孩子不慎被咬怎么办

虽然做了很多预防举措，但并非万无一失。不过，即使孩子被蚊虫叮咬引发过敏反应，家长也不用过于担心，下面这些处理方法或许可以帮到你：

（1）发现孩子被蚊虫叮咬，立即用苏打水或碱性肥皂水清洗局部，可有效预防红肿和瘙痒。千万不要给孩子直接涂抹风油精、清凉油等，以免刺激孩子脆弱的皮肤。

（2）孩子被蚊虫叮咬后难免瘙痒难耐，此时家长应注意别让孩子过度抓挠，可用炉甘石洗剂止痒，或者用冰袋冷敷一下被咬的部位，以减轻不适。

（3）尽可能避免孩子的皮肤处于湿、热的环境中，如果实在痒得厉害，可在医生的指导下使用适量药物。

8 秋季防过敏，做好皮肤保湿是关键

秋季干燥，是过敏的高发季节，此时人们的皮肤处于缺水状态。研究表明，人的皮肤越干燥，越容易产生过敏反应，特别是对于那些皮肤较脆弱，很容易发生过敏的孩子来说，秋季防止皮肤过敏显得尤其重要。而湿润的皮肤总是比干燥的皮肤更有力量阻挡外界的刺激，因此，家长一定要协助孩子做好皮肤保湿，减少过敏的发生。

室内使用加湿器

加湿器是一种能够增加房间湿度的家用电器。在秋冬季节，家长可以使用加湿器来提高室内湿度，保持空气湿润，进而保持皮肤湿润。特别是在开了空调或暖气的情况下，一

定要打开加湿器。

以下是日常使用加湿器的一些注意事项：

（1）为保证空气清洁，使用加湿器时尽量用纯净水。

（2）隔天使用要换水，并定期清洗，以防滋生细菌。

（3）建议每隔 2 小时停一段时间，并让室内空气流通，不要全天不间断地使用。

选用合适的护肤品

秋季天气干燥，给孩子选用的护肤品除了要适合他肌肤的特点，还要结合季节的特性，去婴幼儿产品专卖店咨询专业人员，并结合孩子的年龄、肤质进行选择。

一般来说，儿童专用的润肤产品一般有乳液（润肤露）、润肤霜和润肤油三种类型，相比之下，含天然滋润成分的乳液（润肤露）、润肤霜含有保湿因子，能有效滋润孩子的皮肤；而润肤油含有天然矿物油，能够预防干裂，滋润皮肤的效果更好一些。

让孩子多喝水

水是生命的源泉，是人体生命活动不可或缺的物质，补充水分对于孩子来说十分重要。喝水能让皮肤细胞吸收更加充足的水分，让皮肤更加水嫩细滑，同时也能促进体内毒素的

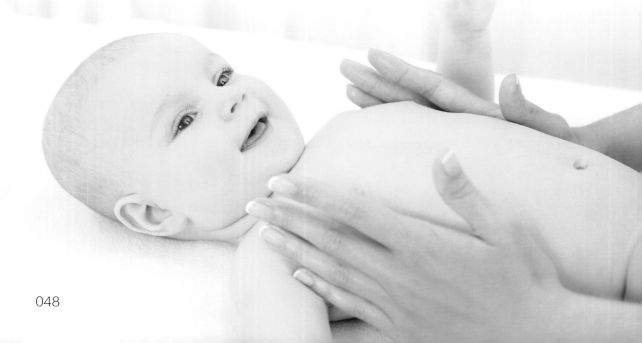

排出。在天气干燥的秋季，家长应让孩子多喝水，以弥补外界环境干燥所造成的水分流失，并加速体内病毒排出，尽可能减少皮肤干燥、过敏的可能。

也许有的孩子不愿意喝水，这时候，家长就要掌握一些小诀窍：

（1）家长可以给孩子准备几个带有他喜欢的图案的杯子或水瓶，轮换着喂孩子喝水，或者用不同形状的器皿装水给孩子喝。

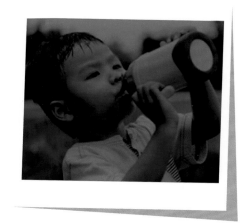

（2）用孩子喜欢的人物形象来编故事，引导宝宝爱屋及乌，多喝水。例如，孩子喜欢小猪佩奇，就给他编一个小猪佩奇喝白开水的故事。

（3）妈妈可以找来两只同样的杯子，在每只杯子里倒上同样多的水，一只杯子给孩子，另一只杯子给自己，然后和孩子一起玩"干杯"游戏。

适当吃些护肤食物

在日常饮食中，有一些食物本身就具有护肤、保湿的保健功效，家长不妨让孩子在秋季重点摄取一些，由内而外增强肌肤的抵抗力，减少过敏。

（1）芦荟：具有保湿、镇定皮肤、抗过敏的功效，可以取芦荟果肉榨汁给孩子喝。

（2）黄瓜：可以美白、镇静、保湿、消炎，既能炒着吃，又能凉拌，给孩子榨汁也未尝不可。

（3）西蓝花：它含有丰富的维生素A、维生素C和胡萝卜素，能增强皮肤的抗损伤能力，还有助于保持皮肤弹性，可以炒、蒸、煮。

（4）莴苣：能紧致毛孔，滋润肌肤，不妨给孩子多吃一些。

（5）银耳：能滋阴润燥，防止皮肤暗沉。父母可以给孩子煮一些银耳羹，养生效果很好。

9　冬季防冷空气引发鼻过敏

鼻子作为一个"隔尘网"，不仅可以过滤空气中的尘埃，还可以调节空气的温度和湿度。你知道吗？鼻子也是一个容易过敏的器官，特别是在寒冷的冬季，遇到冷空气时稍不注意，就会引发过敏性鼻炎，给孩子和家长带来诸多困扰。

冷空气过敏性鼻炎知多少

冷空气过敏性鼻炎主要是指鼻黏膜受到冷空气刺激后引起的一种过敏反应。冷空气尤其是北方冬天里的空气，又干又冷，鼻子为了避免空气伤害到气管，会加速血液流动，增加分泌，温暖与湿润吸入人体的干冷空气。因此，冷空气过敏性鼻炎常在冬季发作，发作的时候，症状一般较重，皮肤斑块表面有细碎糠状鳞屑，甚至会出现轻度肿胀，奇痒难忍；有的患者还会表现为打喷嚏、流眼泪、眼睛发红、呼吸道发痒等过敏性鼻炎症状，严重的还会发生过敏性哮喘、湿疹、荨麻疹等。

冬季鼻过敏的防治

对于冷空气过敏性鼻炎来说，预防胜于治疗。特别是进入冬季以后，家长要格外重视这一点。

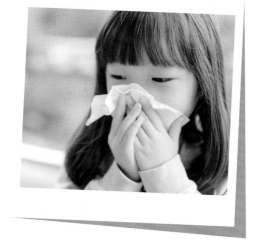

（1）减少冷空气进入鼻腔：冷空气是过敏性鼻炎常见的诱发因素，也是过敏性鼻炎复发的常见病因，回避致敏原是治疗过敏性鼻炎方便又直接的方法。因此，冬天要特别防冷空气，以免加重过敏性鼻炎，如果没有及时防护、控制，孩子过敏的情况会更加严重。早上起床前，教孩子先用双手互搓增温后盖住口鼻，温暖湿润鼻腔；外出时多加件衣服，戴上口罩；平时多喝热水……这些都不失为预防冷空气进入鼻腔的好方法。

（2）让孩子多进行体育锻炼：科学、合理、规律的体育锻炼可以增强人的体质，提高人体抵抗力，抵抗过敏。家长不妨督促孩子平时多运动，游泳、打球等都是不错的选择，这些锻炼不仅可以有效地增强身体对寒冷的适应能力，增强鼻腔的抵抗力，还有利于鼻腔的扩展，加大空气的流通速度，从而减轻过敏性鼻炎引发的多种不适。

另外，还可以和孩子一起，坚持每天慢跑。慢跑可以促进血液循环，使鼻甲及鼻腔的鼻窦黏膜收缩，利于鼻腔通气和引流，长期坚持可以增强体质，并有助于缓解过敏性鼻炎的症状。注意，在跑步之前要做好热身，跑步时控制跑步的节奏、注意调整好呼吸频率和呼吸的方式等，避免吸入冷空气刺激咽喉、鼻腔等，如果风力过大，就要及时停止跑步。

（3）给孩子用盐水洗鼻：盐水洗鼻能给鼻腔一个干净舒爽的环境，恢复鼻纤毛的功能，恢复健康状况，并且没有副作用，对鼻炎有较好的辅助治疗作用。盐水具有消炎杀菌作用，可以有效清除鼻腔内部聚集的大量细菌、病毒和脓涕等。

在用盐水洗鼻时，应选用市售不含碘的纯净盐，水则要选择山泉水或蒸馏水。同时，要注意盐与水的调配度，一般而言，我们是将5克的洗鼻盐，加入大约500毫升的温水（水温接近体温）中，调配得到0.9%的生理盐水。洗鼻时，一定要选择较好的洗鼻器具配合洗鼻，比如电动洗鼻器效果更明显。盐水洗鼻法对于儿童和孕妇均是安全的，每天洗鼻1~2次即可，可以长期使用。

温馨提示：

对于身体素质比较好的过敏性鼻炎患儿，家长不妨从秋季开始让他适当地用冷水洗脸、洗手、洗头，进行冷水浴等，也能增强体质。

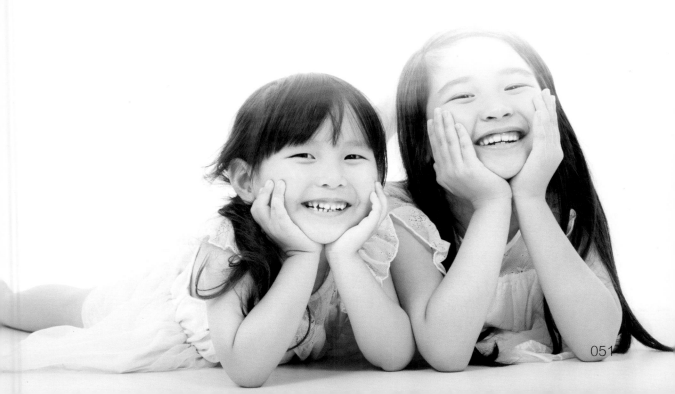

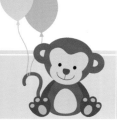

适度运动，增强体质防过敏

运动有助于提高孩子的免疫力，免疫功能得到提高后，过敏症状往往能减轻。而且，坚持运动还能为孩子的身体健康打下坚实的基础，让人终生受益。家长应注意从小培养孩子热爱运动、坚持运动的良好习惯。

1 适度运动可减轻过敏症状

持续规律性地进行全身性运动，不仅有助于增强个人体质，也有助调节身体免疫力，改善过敏体质。临床上有许多过敏体质的小孩，吃药时过敏症状时好时坏，但坚持适度运动后，过敏症状就会得到明显改善，患呼吸道过敏疾病的小孩尤其如此。

适当和正确的运动，具有增强身体新陈代谢、改善神经末梢血液循环、提高身体耐受力、增强心肺功能等诸多优点，还能使人心情变好。此外，规律的运动频率还会对人体器官产生共振效应，对内脏产生按摩作用，有助于维持正常的内脏生理功能。而对过敏体质的人来说，让身体机能和器官维持在平衡的状态非常重要，身体本身足够健康，就能适应过敏，有时就算接触到过敏原，在体内产生很强的过敏反应，也不会发病。

有计划、有一定运动量的"走、跑、跳、爬、钻、投"等基本动作练习，以及"球类、绳类、圈类"等器械锻炼活动，都可以达到锻炼的目的，家长可以根据孩子的年龄和身体状态来合理选择。

2 运动过程中应避免大量出汗

孩子的运动要适度，尽量避免大量出汗。如果一个人的运动量超过自身生理条件所能承受的范围，那就不仅起不到强体健身效果，反而会对身体造成损伤。因为人在剧烈运动时，身体毛孔张开，出汗多，如果运动后未能及时采取保暖措施，则很容易受凉，导致感冒。加之，运动过后，人体能量消耗大，身体处于疲劳状态，细菌、病毒容易侵入。

有些孩子非常喜欢某项运动，可以长时间玩而不觉得累，因此常常玩得满头大汗。家长应引起重视，适时提醒孩子，别让孩子长时间或大量运动，须知流汗和疲劳亦是引起过敏的因素之一。

3 对孩子进行耐寒训练

严寒的冬季到了，有些家长担心孩子着凉感冒，将孩子裹得严严实实。做好保暖措施理所应当，但对冷空气严防死守也着实没有必要。相反，家长可适当对孩子进行耐寒训练，增强孩子的抵抗力，培养孩子可抗寒的体质，减少生病的次数。而且，对于有些孩子来说，冷刺激就是过敏原之一，适当的耐寒训练有助于孩子适应各种天气情况，协调和促进人体的免疫功能，改善孩子的过敏体质。

一般来说，冬春季节是急性耐寒训练的大好时机，家长可以有意识地培养孩子的抗寒能力。

穿衣遵循"两少一多"

给 3 岁以上的孩子穿衣要注意"两少一多"，日常穿衣要比成人少一件，盖的被子要比成人少一层，但带孩子外出活动时，家长要注意多带一件衣服，活动后及时添加，以免孩子感冒着凉。

早起适当活动

每天早晨，家长可以给 1 岁以下的小宝宝按摩，轻轻活动手脚，促进血液循环。家长还可以带 1 岁以上的孩子出去散步，也可在公园或小区玩耍，这样不仅可以使孩子呼吸到新鲜空气，还能让孩子每天保持愉快的心情，增强免疫力。

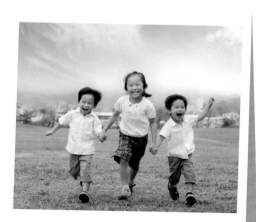

进行冷空气浴

家长可以经常带孩子去街心花园或公园看美景，也可带孩子去操场做游戏，让孩子经常呼吸新鲜空气。开始时可以在室内进行，之后逐步过渡到在阳台、室外进行。当然，在春冬季则提倡在室内进行，但在进行冷空气浴之前一定先要做好通风换气工作，要注意保持空气流通、新鲜。建议每日1次，开始时每次不超过10分钟，以后可根据具体情况，每次延长5~10分钟。在冬季冷空气浴持续的时间以20~25分钟为宜，同时应结合体操或游戏活动进行。

用冷水洗脸、擦身

家长可先尝试用冷水帮孩子洗脸、洗手，待孩子身体适应后洗澡时可用冷水擦上肢，逐渐过渡到冷水擦身。冷水比空气传热能力大28~30倍，对身体健康有很大的促进作用，可加速血液循环。家长为孩子冷水擦身时，应按从手部至四肢；水温从33~35℃开始递减，可每天降低1℃，最低水温可降到16~18℃。如果孩子抗拒，则不宜勉强。

温馨提示：

在给孩子进行耐寒训练时，一定要根据孩子身体的实际情况选择合适的方法，并适可而止。比如有哮喘、先天性心脏病以及体质较弱、严重营养不良的孩子，就不适宜进行耐寒训练，以免诱发和加重疾病，导致意外发生。另外，耐寒训练要循序渐进地进行，不能急于求成，比如用冷水洗脸、洗手时，水温要一点点降低；户外活动时，在外面的时间也要逐渐由少到多。

4 按摩抚触，增强婴儿体质

运动越早开始越好，但刚出生不久的孩子由于生理限制，还不能自主活动，这时家长可通过抚触按摩的方式来帮助孩子达到活动的目的。抚摸按摩就是通过触摸婴儿的皮肤和身体，达到刺激其感觉器官发育、促进生理成长和神经系统反应的一种被动运动方式。

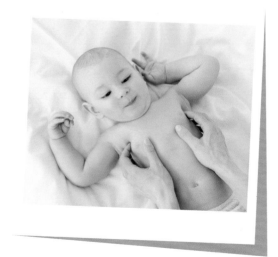

抚触按摩的重要作用

抚触按摩不仅对孩子的身体有好处，还是增进亲子感情的有效方式。

（1）促进血液循环，刺激免疫系统，提高免疫力和应激能力，孩子少生病，爸妈也少担心。

（2）使婴儿的身体肌肉得到舒展，有助于增强四肢的灵活性和柔韧性。

（3）针对腹部的抚触按摩，还可以起到加强胃肠蠕动的作用，对婴儿的消化吸收和排泄有帮助，有助于预防和缓解腹胀、便秘，同时增加婴儿的胃口，让孩子的身体长得更壮。

（4）改善早产儿的生理功能，更有效地促进其生长发育。

（5）使婴儿感觉到安全、舒适和开心，情绪上得到满足。

新生婴儿的身体部位还没有完全发育好，没有足够的力量去支撑头部及腰背。因此，在给孩子做抚触和按摩时，手法一定要轻柔，孩子接受即可继续，反之就要停止。

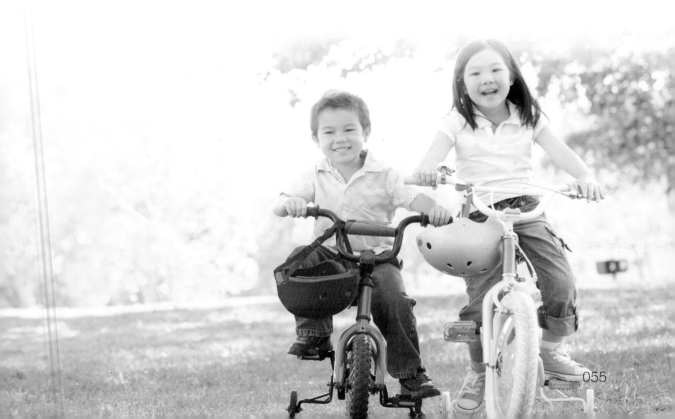

一般来说，给新生儿做抚触可按照腿部—背部—手臂—胸部—腹部—头部的顺序进行，但并不绝对，也可以遵从孩子的喜好来调整顺序。

腿部抚触：宝宝仰卧，妈妈用一只手握住宝宝脚后跟，另一只手从宝宝的臀部向脚踝方向滑动，轻轻捏压；妈妈搓热双手，用手掌贴在宝宝的下肢部位，用手指轻轻揉捏宝宝的大腿肌肉；用一只手轻握住宝宝脚踝，用另一只手的拇指推按宝宝的脚掌。

背部抚触：妈妈双手交替，轻轻滑推宝宝背部；一只手扶住宝宝身体，手指合起，轻轻旋转推按宝宝的脊椎两侧。

手臂抚触：妈妈轻捏宝宝的手臂，从上臂开始直到手腕，上下来回轻捏按揉。反复进行3~4次；一手握住宝宝的手掌，另一手由宝宝的肩膀到手掌的方向，轻轻旋转宝宝的手臂；妈妈一手握住宝宝的手腕，另一手的食指与拇指揉捏宝宝的每一根指头。

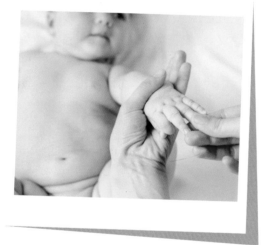

胸部抚触：手指并拢，利用掌心温度轻轻按揉宝宝的胸部；双手掌放在宝宝胸部，大概在两乳头连线中点处，然后分别从里向外做画圆的滑动，就像用两手画出个心形一样。

腹部抚触：妈妈手指并拢，掌心放平，以顺时针方向画圆来按摩宝宝的腹部，要注意避开宝宝的脐部；用手掌的指尖部分，在宝宝腹部由左向右轻轻滑动；也可以做"I Love U"式抚触，即在宝宝左腹画英文字母"I"，右腹画倒写的"L"，最后再整腹画倒写的"U"。

头部抚触：从宝宝的眉毛上方，由眉心往眉尾方向轻轻滑推；在宝宝的脸颊两边，轻轻画圈，刚开始先画小圈，再逐渐扩大为大圈；由人中向脸颊两侧轻轻点按，或由脸颊往人中方向轻轻点按。

为了让抚触达到更好的效果，也为了避免误伤到孩子，家长在给孩子做抚触前需先做一些准备工作，比如抚触者要提前清洗双手、摘除饰物并调节好室温等，抚触时间最好安排在孩子进食 1 小时后或洗完澡后进行，抚触时间控制在 20 分钟左右为宜。

5 坚持给小宝宝做被动操

从婴儿出生后 2 个月左右开始，家长可以帮助其做些简单的体操，这有助于促进宝宝身体发育。如果家长坚持每天帮助婴儿做体操，不但可以增强孩子的生理机能，提高孩子对外界自然环境的适应能力，增强孩子的抵抗力，也可促进孩子神经、心理的发展。

做操注意

做操之前，让孩子排空小便，尽可能少穿衣服。孩子可以躺在床上，也可以在桌子上铺一张垫子，高度以适合妈妈操作为宜。同时，配上节奏舒缓的音乐，如小提琴曲或钢琴曲，音乐以中低音量为宜。这是情志呵护。

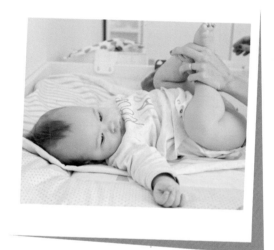

开始做操时，妈妈可以先用温和愉快的声音对孩子说："宝宝，放轻松，现在我们要开始做操了。"每进行一个动作之前都要告诉孩子下面要做什么动作。一边做动作一边轻声地喊口令：一二三四，二二三四，三二三四，四二三四。声音要轻柔，语调要有节奏，保持微笑。随着孩子渐渐长大，还可以做一些诱导动作，让孩子变得更加主动一些。

体操动作

不同阶段的小宝宝所适用的体操动作也不同，每次体操时间以不使宝宝疲倦为原则。以下推荐不同月龄小宝宝适宜的体操动作，供家长参考。

2~4 个月：使宝宝习惯四肢运动。宝宝平卧，将其两上肢交叉伸屈，再将两下肢交叉伸屈，腿要尽量弯曲，而后伸直，最后两下肢同时伸屈，每一动作重复 2~3 次。

4~6个月：除四肢外，开始身体的运动。握住宝宝的双脚，将其身体左右各翻转一次，刚开始时，婴儿翻身尚不自如，家长可一手持其脚，另一手扶其上身翻身，如此重复2~3次。

6~8个月：为开始爬行、站立做准备运动。使宝宝仰卧，然后缓慢抬起其上身，使之坐起，再躺下，如此重复2~3次。

8~10个月：加强宝宝四肢的力量。使宝宝俯卧，手持其脚脖子，待宝宝的两只手撑在垫褥后，将其两脚提起，再慢慢地放下，如此重复2~3次。

10~14个月：为步行做准备运动。引导宝宝蹲着或跪着，拉其双手，使其立起，这样重复2~3次，以锻炼其下肢肌肉，每日1~2次。

6 常带孩子散步，减少孩子过敏

对于幼儿来说，散步是一种很好的运动方式。散步不仅能增强孩子的耐力，让其全身肌肉变得更有力，体力越来越好，还可以促进血液循环，增强心肺功能和促进呼吸器官的发育，减少孩子过敏，对防治过敏性疾病有一定程度的帮助。

被动散步

孩子满月以后，家长就可以在适宜的天气带着孩子去室外散步了。每次时间不用太长，15分钟左右即可。经常出去散散步，呼吸新鲜空气，有助于改善机体的气体交换状况，使体内血氧含量增多，帮助孩子的身体适应外界环境，对预防过敏及孩子的健康发育非常有帮助。

主动散步

在孩子已经可以自己走动并想要独立去做一些事情的时候，家长可以经常带孩子出门一起散步，并养成良好的习惯。可以选择在餐后半小时以后进行，时间控制在20~30分钟即可。不过，去户外散步接触各种过敏原的概率也会增大，家长应注意做好防范措施，同时注意出行安全。

（1）注意预防蚊虫叮咬，尽量避开花香浓、柳絮多的地方，以免引起过敏。

（2）不要拉着孩子的手催他快走，孩子有自己的速度，他要观察周围的人和事物。

如果是在人行道上散步，为了安全，家长可以让孩子在靠里面的一边走，自己在靠行车道的一边走。

　　（3）给孩子带上水或者饮料，因为孩子活动量大，出汗多，很容易口渴。此外，还应带上一些玩具。

　　（4）根据孩子年龄的大小、当时的天气情况和离家远近等情况，为孩子增减衣服。如果孩子会跑了，活动量较大，应在外面穿件外套，随时脱、穿，免得出汗后着凉。如果孩子自己单独玩玩具，就应给他穿暖和些的衣服，但应方便活动。

7 慢跑，增强孩子的肌肉力量

　　对于幼小的孩子来说，还不宜进行肌肉负重的力量锻炼，但跑步尤其是慢跑这类简便易行、对身体有益又比较轻缓的运动是可以进行的，不会太累，而且全身都在运动。

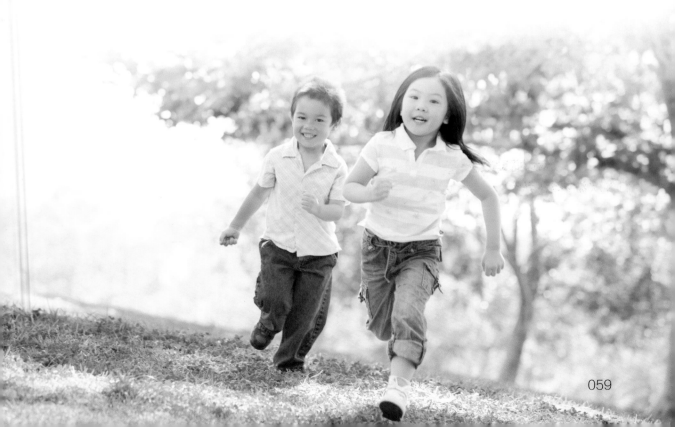

经常慢跑有助于孩子增长身高、增加肺活量、提高心肺功能和肌肉力量；跑步能提高人体淋巴系统、排汗系统、皮肤和上皮组织类的免疫防护功能，有助于增强机体免疫力；跑步还能让孩子身心愉快、思维活跃，磨炼孩子的意志，增强其体质与耐力；由于跑步在户外进行，所以孩子能充分接触阳光与空气，增强其对环境的适应力及抵抗力，孩子因此往往少生病，过敏体质也能得到改善。而且，跑步技术要求简单，无须特殊的场地、服装或器械，无论在运动场上还是在马路上，甚至在田野间、树林中均可进行。不过哮喘患儿需衡量病情后再决定是否进行慢跑，最好遵医嘱。

为了让慢跑达到更好的效果，家长可以为孩子准备一双合脚的软平底鞋，鞋底厚度为4~10毫米，鞋帮不可以太高以免在运动中伤及脚踝；跑步前带孩子做好热身运动，如压腿、屈身、深蹲等，跑完步做放松运动；跑步过程中若出汗，可适当增减衣物，但不可用凉水擦身、擦脸，不能脱衣服，也不可以喝冰水；跑完步及时擦干汗液，换上干燥的衣物。

跑步应考虑到孩子的自主性，当孩子疲劳时可用言语鼓励，但不得强迫、拖拉、催促孩子跑步，如孩子坚持退出、停止，或发生冲撞、蹲坐等情形，应在安全区域休息或缓慢步行。

8 游泳，对全身都有好处

当宝宝还在妈妈的子宫时，他已经能在羊水中游来游去，并获得生存的动力；刚出生不久的婴儿，只要把他放在泳池中，放在专用的泳圈内，双脚就可以做出类似踩水的动作。他们喜欢游泳的动作，喜欢待在类似羊水包围的温暖环境。只要身体情况允许，家长就可以让孩子从小学习游泳，这对健康十分有益。即便是对于过敏体质儿，游泳也是一项不错的运动选择。但应注意强度及做好保暖。

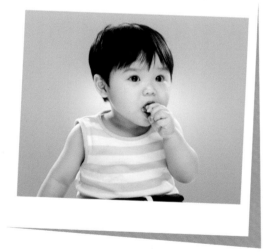

孩子学游泳的好处

游泳不仅能锻炼人体的手、脚、腰、腹，而且惠及体内的脏腑，如心、脑、肺、肝等，特别对血管有益。游泳还能促进皮肤血液循环，促进人体新陈代谢，增强机体抵抗力以及对温度的适应能力。对孩子来说，游泳更有如下益处：

（1）孩子游泳时身体不停地运动，增加胃肠的蠕动，能帮助食物消化吸收、增加食欲。

（2）游泳会消耗一定的体力，孩子会睡得更好、更安稳。

（3）婴儿游泳时，在水温、水压、浮力和水波冲击等多种外因共同作用下，全身皮肤、关节、神经系统、内分泌系统一系列良性反应，加强了对婴儿各感观系统的刺激，从而提高反应力，促进各器官协同配合来完成各种动作。

（4）孩子游泳时，全身都会运动，双臂自动划水，能增大肺活量，促进血液循环，加速新陈代谢，增强心肌收缩率，起到强身健体、增强免疫力的效果。

（5）长期游泳，孩子身体对于外界温度变化的调节能力相应提高，对于气温变化能较快地适应。

（6）孩子漂浮于水中，并逐步感觉在水中自由伸展肢体的安全和快乐，可以让孩子身心舒适、精神放松，增强安全感，树立自信心。

（7）由于游泳有助于增加肺活量，加快人体血液循环，特别适合过敏性鼻炎和哮喘患儿。

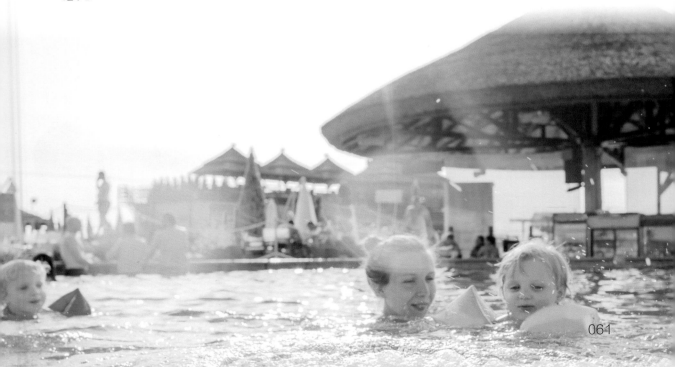

　　家长可以带孩子一起游泳，也可以请专业的老师教孩子游泳。游泳一定要在有安全保证的条件下进行，以免发生溺水事件。每次游泳的时间不用很长，10~15分钟即可。

　　无论是在家中还是在游泳馆，水温都要尽量保持恒定，水温控制在36~38℃，将孩子放入游泳池之前，先试探一下水温。在家中游泳时还要注意给渐渐冷却的水不断注入热水以达到恒温效果，或者将房间温度控制在26℃左右，以免孩子着凉。孩子游泳之后应立即擦干其身体表面的水，以免受凉。

　　如果在游泳馆游泳，家长绝对不可以留下孩子独自在游泳池，必须时刻有专业人员及家长陪同。万一婴幼儿滑落水中，水可能进入其肺部导致感染，轻微者引发吸入性肺炎，严重者有生命危险，所以务必有专人及家长在旁照护。

温馨提示：

　　过敏性鼻炎患儿去游泳池游泳时，家长一定要提前仔细考察游泳馆的卫生条件及工作人员的专业程度。由于泳池里面可能含有漂白水、细菌等过敏原，在过敏性鼻炎症状还没有消失时是不能去外面游泳池游泳的。如果没有出现鼻炎症状，则可游泳。游泳时可以戴稍微松一点的鼻夹，也可以在游完泳后喝点姜茶，同时用温的生理盐水洗鼻，可以有效减少化学成分对鼻黏膜的刺激，让鼻子感觉舒服一些。

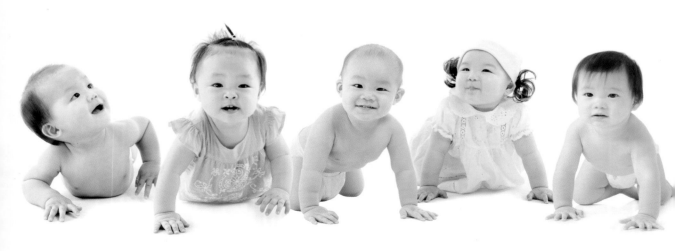

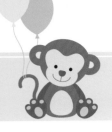

谨慎用药，远离药物过敏

药物的作用就是治疗疾病，缓解病痛。但不同的药物对人体起到的作用不同，身体所做出的反应也就不同。如果免疫系统出现过激反应，就会引发药物过敏，从而进一步损伤身体，所以家长一定要谨慎地给孩子用药。

1 家长应有药物过敏反应的意识

在治疗疾病的过程中，药物可能会对身体产生一些不良反应，例如副作用、毒性反应和药物过敏等，即便是医生，也很难预测药物不良反应的发生与程度。药物过敏与其他过敏反应相似，即药物进入人体后产生的类似过敏的不良反应。主要症状包括皮肤潮红、瘙痒、皮疹、心悸，严重时还可能导致过敏性休克和死亡。为了避免药物过敏对孩子的身体产生严重危害，家长要树立药物过敏反应的意识。

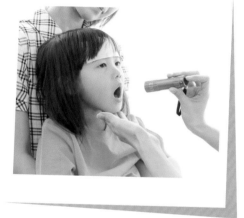

在孩子初次使用药物，或者再次使用同一种药物时，如果出现了头晕、恶心、呕吐、心悸以及皮肤症状，家长首先要怀疑是否出现了药物过敏，并立即带孩子去医院，寻求进一步的专业诊断。

2 如何判断孩子是否药物过敏

药物中含有诸多成分，发生的病因机理也很复杂，因此很难从药物反应机理上寻找药物过敏的原因；药物过敏的症状与药物其他不良反应类似，症状也不能作为判断是否出现药物过敏的唯一方法。目前，对于药物过敏的判断方法多来自医生的总结，主要归纳为以下三个方面。

既然会出现药物过敏，那么一定是服用过某类药物，例如抗生素类药物、硫胺类药物、解热镇痛类药物、镇静类药物、抗癫痫类药物、异种血清制剂及疫苗，部分中药也有可能导致药物过敏。常见的可致敏药物有青霉素、头孢唑啉、链霉素、庆大霉素、卡那霉素、普鲁卡因、精制破伤风抗毒素、磷霉素钠、复方新诺明、氨苄西林、阿莫西林、黄连素等，中药的葛根、板蓝根、大青叶、紫草、防风等。

用药时间

与其他致敏物导致的过敏症状一样，药物过敏也有一定的潜伏期。多数情况下，使用新药物 4~20 天内出现了皮肤红肿、发痒、皮疹等症状，就可能是药物过敏造成的。如果想确认是否药物过敏，可以再次少量服用同类药物，并观察症状，如果孩子确实对这种药物过敏，再次用药时就会导致过敏复发。

症状表现

虽然药物过敏的症状不能作为唯一的判定标准，但可以结合以上两个原因估算出是否药物过敏。多数情况下，药物过敏的突出症状是皮肤上出现皮疹，且皮疹形态不一，有些可能是固定性红斑、荨麻疹样红斑、紫癜、玫瑰糠疹、水疱型、猩红热样并伴随皮肤瘙痒；有些则遍布全身，多呈对称分布，色泽鲜艳，有时还会伴有黏膜损害。

如果孩子近期有服药，并出现了以上症状，十有八九是药物过敏，家长要及时带孩子就医。

温馨提示：因药物过敏而出现的皮疹，具有一定的规律性。皮疹一般从面部、颈部开始，依次向下波及上肢、躯干和下肢，患儿有时还会伴有发热、畏寒、全身不适等症状。家长要多留心观察，必要时请求医生帮忙。

3 用药前应先了解药物过敏症状

过敏虽然致病因素复杂，但症状是明显的。不管是食物过敏还是药物过敏，当孩子接触过敏原或致敏物后，都会在一定时间内出现过敏症状。有些药物过敏症状还会诱发哮喘、鼻炎、皮炎等，如果有家族过敏史，或者已经确认孩子是过敏体质，服药后出现一些异常症状，就更能确认是药物过敏了。

4 使用易致敏药物前，先做过敏试验

为了避免孩子出现药物过敏反应，大部分医生在用药尤其是易致敏药物前，都会向家长询问，有没有哪类药物是孩子不能使用的，如果家长不太清楚，就会进行过敏试验。这是确认孩子是否对药物过敏的有效方法。

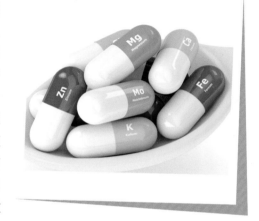

药物过敏试验就是我们俗称的"皮试"，通过借助抗原、抗体在皮肤上的反应，来进行免疫学检测。一般情况下，药物过敏与药物剂量没有太大关系，只要免疫系统做出异常反应，就会出现过敏，所以皮试是可以确定是否会出现药物过敏的。

具体方法

医护人员在试验者皮下注射少量药物，间隔 15~20 分钟，观察被测试皮肤的反应。医学上根据药物进入皮肤的反应机制，将皮试分为两类：一类是中和反应皮肤试验，即药物进入皮肤后，可观察到的机体体液的免疫状态；另一类是超敏反应皮肤试验，检测机体的超敏反应和细胞免疫状态。

不管是哪种皮试，医护人员都是通过皮肤或人体的免疫系统对药物的接受程度来操作的。在孩子前臂屈侧皮内注射试验的药物，皮肤会鼓起一个小包，等待时间结束后，小包没有变红，且周围没有红疹、红斑，则说明皮试检测呈阴性，可以使用此类药物。如果小

包周围出现发红、丘疹等症状，则说明检测结果呈阳性，孩子对此类药物过敏，医生就会更换其他同类功效但不会导致过敏的药物。

注意问题

（1）如果孩子本就是过敏体质，那么即使是少量试验药物也有可能造成难以挽回的后果，所以家长一定要事先主动向医生说明，以前孩子有无使用过该药物，是否出现过过敏反应等信息。以便医生合理选择药物或者决定是否进行药物过敏试验。如果家长能够确定孩子之前做过该药物的皮试，或者孩子确实对某种药物过敏，就不能再进行皮试了。

（2）当注射试验药物后，等待的过程中，为了确保结果的真实性，家长不要按揉、摩擦注射部位，也不要让此处皮肤接受任何外在刺激，以免造成人为红肿，影响试验结果。

（3）在孩子接受过敏试验期间，最好不要远离诊室，以免出现严重过敏反应时不能采取及时救治。

（4）除了观察注射局部的皮肤反应之外，家长还要多留心孩子的其他不适症状，例如胸闷、心慌、头晕、气促、腹痛、恶心、呕吐等。如果孩子向家长反映自身不适，家长要立即告诉医护人员，必要时要采取救助措施。

（5）即便测得的试验结果呈阴性，没有出现药物过敏，孩子在使用药物的过程中，家长依然要严密观察其反应。不排除有些过敏症状延迟出现的情况，如果是第一次注射该药物，最好在注射后观察半小时，确认没有异常反应再带孩子离开。

5　小儿用药注意事项

由于孩子身体各项器官、组织的生理特征，生病期间如何用药本就有很多细则、要求，如果孩子还是过敏体质，用药更要注意诸多方面，否则既不能缓解病痛，还可能增加身体不适，造成雪上加霜的局面。

（1）对于孩子的用药问题，家长要和医生进行深入沟通，尤其是过敏体质儿，要将家族及孩子的药物过敏史详细地告知医生，由医生把相关的资料完整清晰地记录在病历资料档案内。家长将病历资料档案完整保存好，可以为以后的治疗用药提供根据，从而避免过敏药物的再度使用。

（2）家长不能因为担心药物过敏就不给孩子用药，这种做法就是因噎废食，只会让病情进一步加重。正确的做法是，耐心听取医生建议，尽量选择既有疗效又不易致敏的药物，一旦服用，则除非医生建议，家长不能擅自、随意更换药物种类。

（3）对于孩子一些常见的"小灾小病"，很多家长会习惯性地给孩子随便找点药吃，这种做法是非常不可取的。俗话说"是药三分毒"，而且孩子的具体病情处于不断变化中，家长胡乱给孩子服药，很容易引起药物不良反应。

（4）针对孩子具体的用药原则，家长要先考虑口服药，减少静脉用药。尽量不用成分复杂的药物制剂，避免不必要地服用药物；进行皮试检测。对于不能确定是否由药物引

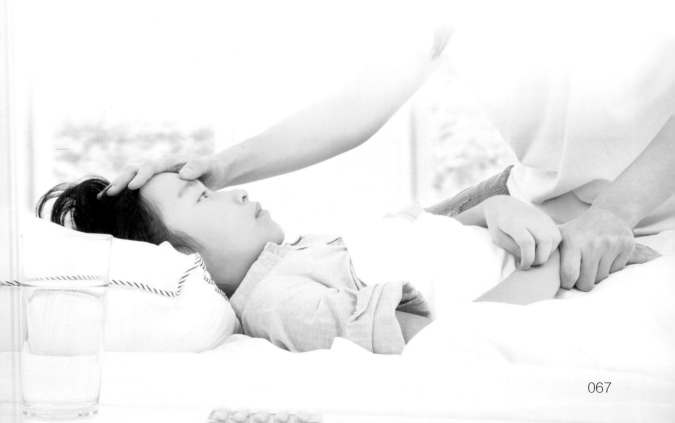

起的异常症状，都应该立即停药，并去医院确诊。

温馨提示：传统观念认为，西药副作用大，才会引起药物过敏，而中药副作用小，就可以放心服用。但事实上，这种观点并不正确，前文中我们列举了可能导致过敏的中药成分，家长要多注意中药过敏反应的存在。

6 过敏药膏需在医生指导下使用

如果孩子皮肤红肿、瘙痒严重，特别是当皮肤出现破溃、渗水的情况时，应在医生的指导下使用合适的药膏，促使破损处尽快恢复，否则易出现皮下感染，使症状加重，过敏反复难愈。

切勿胡乱使用过敏药膏

不是任何时候都可以把标有治疗湿疹或其他皮肤过敏的药霜或药膏给孩子使用，针对不同程度的过敏，使用的药物也不同。治疗前应先对症状进行评估，如果皮肤有裂口、渗水，有些药物成分会经破溃的皮肤进入血液，引起过敏加重或新的过敏。一般来说，皮肤破溃处只能用激素加抗生素药膏，皮肤表面好转后，才可以使用其他过敏药膏。

该用药时遵医嘱用药

如果孩子过敏需要用药，则一定要在专业医生指导下，正规使用。切忌犹豫不决，不敢用药或断续治疗，否则只会拖延过敏存在的时间，最终导致用药时间延长，过敏持续，且过敏程度逐渐增强。

那么，究竟应该怎么使用抗过敏类药膏才科学呢？一方面，要严格按照医生开出的用量和时间用药，待过敏的皮肤症状彻底好转再停药。另一方面，需积极查找病因。孩子过敏，一定要积极查找并确定过敏原，并尽可能回避，这样才能有效预防过敏。因为抗过敏药膏只能治标，不能治本。

7 激素类药物需谨慎使用

治疗孩子湿疹、荨麻疹等皮肤过敏的药膏大部分含有激素，这种属于类固醇的激素可以改变皮肤的新陈代谢，使用后粗糙的皮肤会变得光滑。但如果使用过多，局部皮肤代谢过快，就可能诱发皮肤癌。这也是一般情况下不建议给孩子使用激素类药的原因。

专家建议，如果孩子皮肤过敏严重，可根据医嘱适时使用外用激素类药物。如果孩子皮肤出现破溃，则破溃处易滋生细菌，导致出现感染，加重过敏和皮肤症状。这时需要混合使用激素加抗生素药膏，直到皮肤表面裂口愈合。

8 不宜长期大剂量服用抗过敏药物

长期、大剂量服用某一种抗过敏药，不仅会使药物失效，还容易出现不良反应。特别是对内脏器官尚未成熟的婴幼儿来说，药物对内脏器官的损伤是不容忽视的。

常用抗过敏药物可能导致的不良反应

苯海拉明	头晕、嗜睡、倦乏，偶尔出现皮疹
氯苯那敏	过量服用可出现幻觉、烦躁，还可诱发癫痫
开瑞坦	乏力、口干、皮疹、腹痛、呼吸费力等
酮替芬	嗜睡、倦怠
色甘酸钠	咳嗽、恶心，甚至诱发哮喘反复发作
葡萄糖酸钙	静脉注射时全身发热，注射太快或量太大可能发生心脏骤停；对血管壁有刺激，少数可引起软组织钙化
激素类药物	外用可致皮肤变薄或色素沉着，内服可导致痤疮、面部潮红、水肿、消化道溃疡等

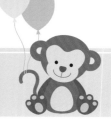

孩子精神压力大也易过敏

很多家长或许有所不知，过敏和一个人的精神状态也息息相关。孩子如果精神压力比较大，心情不好，也容易引发或加重过敏。这就是中医所说的情志受伤。

1 稳定孩子情绪，减少过敏发生

所谓"病由心生"，中医学上也讲"怒伤肝""悲伤肺""恐伤肾""忧伤脾"，可见，很多疾病都与心理因素密切相关，是从"心"上得的，与个人的消极情绪有关，孩子过敏也不例外。要想孩子少过敏，家长就应在平时稳定孩子的情绪和心理状态。

过敏与人的情绪有很大的关系

有人曾在过敏性疾病患者中做过一个调查，结果发现，有80%的患者在过敏性疾病发病前或病情加重前，有过不良的情绪反应。而在实际生活中，我们也不难发现，当人恐惧或害怕时，过敏性哮喘等疾病就会突然发作；在感到紧张、压力大时，可能出现反反复复的红疹、瘙痒，这些都是情绪引发过敏的表现。

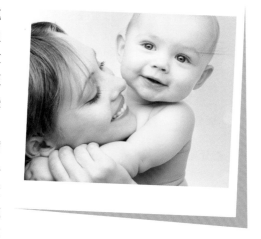

那么，心情究竟为什么会影响过敏性疾病呢？这与体内分泌的激素有关。人们在不同的心情中，身体会分泌不同的激素，这些不同的激素会对免疫系统产生不同程度的影响，而免疫系统的变化即是其中决定过敏反应的细胞激活状态不同，从而可能诱发不同的过敏性疾病。例如，过敏性哮喘是由于肥大细胞、嗜酸性粒细胞和T淋巴细胞过于敏感造成的，人在情绪激动、亢奋时，免疫系统中的这几种细胞也会被激活，从而诱发过敏性哮喘。其他过敏性疾病也同理。

此外，一个人的不良情绪还会加重身体本身的过敏反应，这是因为人长期心情低落或沮丧，会导致体内的新陈代谢速度变慢，大量的代谢产物无法及时排出体外，久而久之，就会堆积在体内形成毒素，进而影响疾病的康复，过敏性疾病亦是如此。

而且，心情与过敏性疾病的关系是双向的，二者可以互相影响。一般来说，患有过敏性疾病的人，普遍会产生沮丧、抑郁、消极的情绪，而这些不良情绪反过来又会作用于疾病本身，产生恶性循环，影响身体的康复。不仅如此，这些情绪变化也会影响人的生活质量，包括使工作和学习的效率下降，使人厌恶社会交际等，这些也会在不同程度上加重过敏的反应。

对于易过敏的孩子来说，激动、紧张、愤怒等情绪均容易诱发和加重过敏症状。因此，作为家长，应认识到孩子养心与养身同样重要，并注意从小让孩子保持良好的情绪。

家长如何稳定孩子的情绪

要想稳定孩子的情绪，家长不妨试试下面这些方法：

（1）鼓励孩子与其他小伙伴交往，共同玩耍。

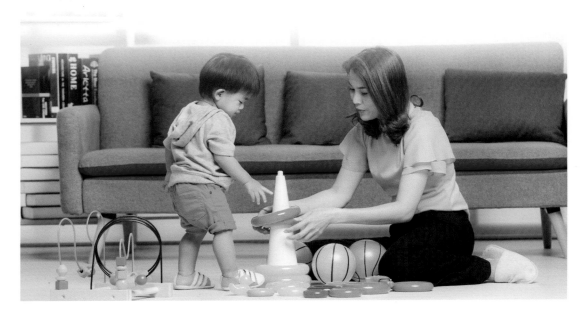

（2）经常向孩子表达自己的关心、爱护和理解，帮助孩子化解不良情绪。

（3）适当给孩子看一些有助于心情趋于平和的书籍，并引导他运用到实际生活中。

（4）某些运动，比如散步、打羽毛球等也能够起到平和心态的作用，不妨让孩子试试。

（5）当孩子情绪激动时，要及时引导孩子多角度多方面地去看待问题，避免走极端。

（6）带孩子出门旅游，一同欣赏自然风光和名胜古迹等，通过转移其注意力来调节情绪。

（7）培养孩子广泛的兴趣爱好，丰富业余生活，让孩子在自己喜欢的活动中找到乐趣。

❋ 2　爸妈亲身陪伴，比医师用药更有效

对于容易过敏的孩子来说，爸爸妈妈对自己多一些陪伴，或许会比医院里的医师开的药更有效果，这就是亲情陪伴的力量。

（1）经常陪孩子一起出门打打球、跑跑步，做些体育锻炼，既能拉近亲子距离，又能平和孩子的心态。

（2）平时多陪孩子一起阅读有助于控制情绪的书籍，或者看一些相关的视频，既能学习知识，又能运用到实际生活中去。

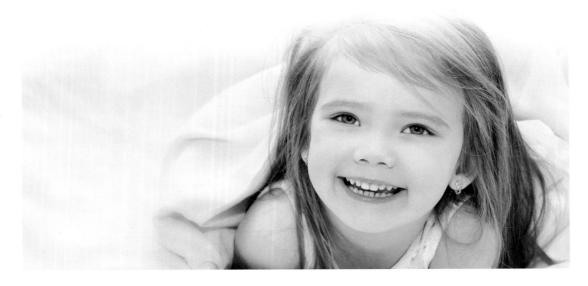

（3）抽空陪孩子玩玩手工游戏，比如捏海绵、橡胶球等，能让孩子适度平静下来，保持良好的心态。

温馨提示：

父母在日常陪伴孩子时，注意不要干扰孩子做他自己喜欢做的事情。当孩子犯错误时，父母要冷静、合理地处理，不要大声、不顾场合地指责他，否则可能会适得其反，加重孩子的过敏反应。

3 家庭和睦，孩子相对少过敏

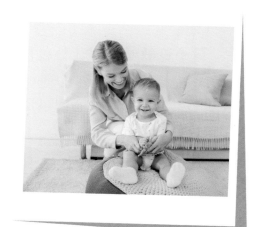

孩子从小就是在家庭氛围中长大的，良好的家庭氛围有益于孩子的身心健康；反之，不良的家庭气氛会在无形中使孩子的健康成长受到阻碍。对于容易过敏的孩子来说，也是如此。

孩子过敏，很多父母往往将其归因于家里的地毯、宠物、食物、油烟等各种物体，没有意识到自己和伴侣之间不睦的关系也是引起孩子过敏的原因。夫妻关系如果不和谐，孩子的心情便会低落，导致其体内的新陈代谢减慢，代谢产物无法及时排出体内，从而产生毒素，影响身体。而家庭和睦，孩子相对也会少过敏。

因此，在平时的生活中，父母要努力营造一个和谐、温馨的家庭氛围，减少孩子过敏等疾病的发病率，让孩子健康、快乐地成长。

夫妻之间多沟通

夫妻双方可以在饭后出去散步，一起回味过往的美好，规划明天的生活等，进一步拉近两人的感情，避免因生活的忙碌而彼此疏远。

相互理解和谦让

在婚姻生活当中，夫妻双方都有自己在工作、生活上的压力，不能因此而相互埋怨，影响双方的情绪，甚至因各种琐事而吵架。夫妻之间要相互理解对方的难处，多点关心，少点苛刻，学会谦让，这样相处起来会轻松很多。

一旦发生矛盾，则更要冷静，主动与对方及时沟通，千万不要因为顾及面子而等待对方先服软让步，否则容易导致双方陷入长时间的冷战中，破坏夫妻感情。

成员之间好好相处

家庭成员之间和睦相处，尊老爱幼，坦诚相待，彼此信任，父母说话办事不以家长的权威压人，而是以理服人，以情感人，以样教人。如此，才能使家庭呈现民主、和谐、平等的融洽气氛。

4 孩子过敏时，别让他过度兴奋

前面我们已经详细介绍了人的情绪与过敏性疾病的关系，其实，不仅不良情绪对过敏有影响，孩子过度兴奋对预防和减轻过敏症状也是不利的。这是因为，人过于兴奋、情绪

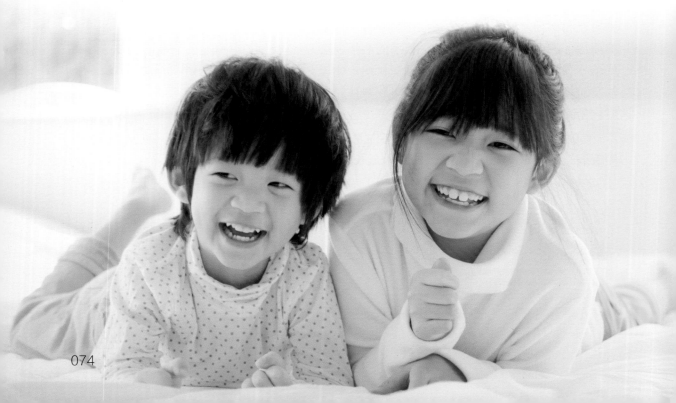

起伏剧烈，会影响内分泌、神经递质的分泌，进而引发过敏甚至加重病情。

所以，如果你的孩子是过敏体质，那么在平时生活中，除了要注意让孩子避开过敏原，还要适度管理孩子的情绪，不要让孩子过度兴奋。

（1）不要让孩子长时间剧烈运动，疯玩会使他过度兴奋、情绪过于激动，可以让他进行一些耗费体力的活动，比如爬楼梯、原地跳动或踏步等。

（2）看顾好孩子，不要让他长时间翻滚跳跃、唱歌、大声叫喊等，帮他学会自我调节情绪。

（3）如果孩子沉溺于某个电脑游戏，情绪十分亢奋，家长可以采取中途暂停的措施，让他从游戏中转移注意力。

5 孩子过敏易烦躁，家长要贴心安慰

无论是哪种过敏性疾病，一旦发病，由于身体出现红斑、丘疹等症状，并伴随着咳嗽、哮喘、呕吐等多种不适，孩子往往会变得异常烦躁不安，时常哭闹不停，甚至不愿意吃饭。而孩子一烦躁又会加重自身的过敏症状。如此恶性循环，孩子的过敏就难以好转，父母也会变得失望、沮丧。

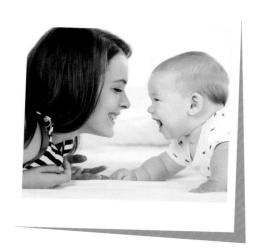

这时候的家长该怎么做呢？

（1）主动关心孩子，明白孩子过敏后出现烦躁的情绪是可以理解的，尽量耐心地安慰，平静地对待。

（2）不要强行去制止孩子发泄情绪。允许孩子的情绪有一定的缓冲过程。

（3）适度管教孩子，不要为了平息孩子的烦躁而任由孩子无理取闹。

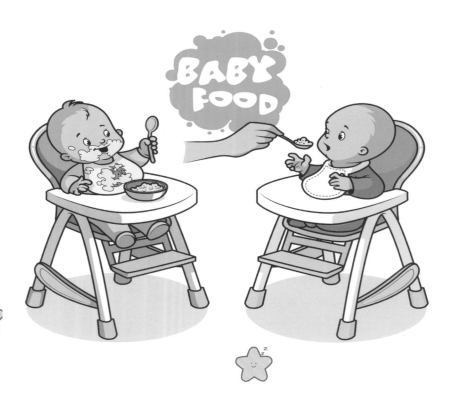

PART 03

对症调理，小儿过敏自然消失

过敏性疾病并不只是皮肤起丘疹、红斑那样简单，
严重者可能对组织和器官造成永久性伤害。
家长要充分了解小儿常见过敏性疾病，
并做好日常护理工作。

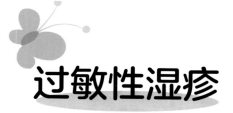

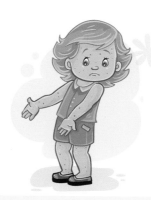

过敏性湿疹

　　婴儿过敏性湿疹是内因和外因共同引起的过敏性皮肤炎症，是婴儿时期最常见的一种皮肤病，在中医里又称为"湿疮""奶癣""胎敛疮"，发于耳部的过敏性湿疹又叫"旋耳风"，发于四肢肘部、膝关节褶皱处的又叫"四弯风"。湿疹多见于婴儿，但幼儿或大一点的儿童也会出现。

　　婴儿湿疹多在出生后的1~3个月发生，6个月之后逐渐减轻，1岁半到2岁大多数患儿可自愈。有少部分孩子如果早期脾胃受损严重，湿疹可延至幼儿期或儿童期。婴儿湿疹常呈对称发作，皮肤受损形式多样，比如起红斑、丘疹、水疱，甚至渗出、糜烂，伴随剧烈瘙痒。因瘙痒严重，婴儿常表现为哭闹、睡不好、不正常吃奶，进而影响到婴儿的生长发育。本病发病无明显季节性，但多发病于冬季，也有的是夏季发病，如"四弯风"病常因夏季天气闷热以致出汗较多而发，既可局部发病又可全身发病。病变常出现在皮表，治愈后不留瘢痕（但"四弯风"有时会有瘢痕或色素沉着）。目前关于婴儿湿疹的形成机理尚不明确，由于该病临床治愈率低、复发率高，而且反复发作，因此中医临床又称其为"婴儿时期的皮肤顽疾"。小儿湿疹的临床分期包括急性期、亚急性期、慢性期。小儿湿疹的临床分型包括脂溢型、渗出型、干燥型。

　　中医认为，婴儿湿疹的发生，多因胎毒未净，湿邪偏盛，有湿热也有湿寒，更有脾虚湿盛者，可见虚实寒热之不同，临证切不可均以湿热论治。从西医的角度来说，遗传因素、先天性免疫缺陷、机体免疫功能失衡、内分泌疾病、慢性感染、皮肤屏障功能障碍、摄入或接触过敏原、唾液或奶水刺激、护肤品使用不当、饮食营养过度、阳光紫外线照射等都可能诱发湿疹或加重湿疹病情。

日常护理要点

 1 孩子居住的环境要保持清洁，湿度、温度要适宜，并及时清理灰尘、螨虫。

 2 平时要给孩子穿松软、宽松的棉织内衣，避免毛衣、化纤织物接触皮肤。孩子尿布、衣物、被子、枕头应勤于清洗、更换。每天更换枕巾，并单独清洗。

 3 避免让刺激性物质接触孩子的皮肤，尤其不能接触湿疹部位，不要在患处随便涂擦护肤品。禁止用热水、碱性洗浴品清洗患处，洗浴次数不宜过多，每天一次或隔日一次即可。湿疹严重或渗出时不要洗澡，湿疹部位不要接触水，若湿疹结痂可用纯植物油（橄榄油）擦抹，软化痂皮。

 4 湿疹皮肤应避免风吹日晒，以免加重湿疹。

 5 保证孩子生活作息规律，保障孩子拥有充足的睡眠。

 6 修剪孩子的指甲，睡前给孩子戴上手套，以防抓破伤口引起皮损泛发。

 7 孩子瘙痒难耐、哭闹不安时，家长可用手拍抚孩子的背部，哼首小曲，以稳定孩子的情绪。还可陪孩子做一些他（她）感兴趣的事来分散其注意力。

 8 用药不当会加重病情，因此家长切不可给孩子滥用抗生素，也不要随便使用民间单方、偏方。

 9 湿疹期间不建议接种疫苗。在湿疹没有控制好的情况下，接种疫苗容易产生毒副作用，建议在专科医生指导下接种疫苗。

饮食调理原则

 饮食中一定要注意远离过敏原，比如牛奶、鸡蛋、鱼、虾、蟹等食品。

 "四时欲得小儿安，常需三分饥与寒。"孩子若积食很容易诱发或加重湿疹，所以应调节饮食，每餐七分饱即可。

 坚持母乳喂养，同时哺乳妈妈应避免吃容易引起过敏的食物，如若对蛋白质过敏，可单食蛋黄，弃蛋白。哺乳妈妈不要吃海味、腥味、辛辣、刺激性的食物，多吃植物油。但也没有必要完全忌口，重点是调理好孩子的消化功能。

 混合喂养或人工喂养的孩子，如出现婴儿乳糖不耐受或蛋白质过敏现象，不建议频繁更换奶品，重点还是调理好孩子的消化功能。

 添加辅食后，家长要避免给孩子使用含有食物添加剂的辅食，最好是自己在家用新鲜的食材给孩子做辅食。

 饮食宜清淡，清淡少盐的食物可以减少湿疹的渗出液，同时适当多吃一些富含维生素A和B族维生素的食物，对增强孩子体质、加快皮肤愈合有帮助。

 对于干性湿疹患儿，家长应让他多喝水，以弥补外界环境干燥所造成的水分流失现象，并加速体内毒素排出。除了给孩子多喝水外，还可给孩子食用水果。一方面，水果富含水分，能保证水分的摄取；另一方面，水果富含维生素，也能滋润皮肤。

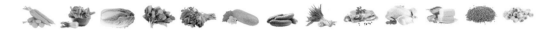

√ 宜吃食物：胡萝卜、上海青、大白菜、苋菜、马齿苋、冬瓜、黄瓜、莴笋、猪瘦肉、鸡肉、豆腐、绿豆、莲子等。但不可多吃，因这些多为性寒凉。

× 慎吃食物：过敏原不能吃；羊肉、狗肉、海鱼、鲜虾、螃蟹、韭菜、桂圆、糯米、花椒以及含添加剂多的零食要慎吃或不吃。

专家推荐食疗方一

扁豆薏苡仁粥

准备炒扁豆 15 克，炒薏苡仁 8 克，土茯苓 15 克，大米 50 克。将全部材料放入锅中加水，用文火煮粥。熟后加少许淀粉和黄糖，拌匀后再煮片刻。可起到清热利湿、健脾和中的功效。

专家推荐食疗方二

茵陈陈皮茶

准备茵陈 10 克，陈皮 2 克。将两者放入锅中加水煎煮后去渣饮用。还可以加入少许冰糖。可起到清热利湿、理气健脾的功效。

湿疹外洗方

准备肉桂 5 克，蛇床子 15 克，白鲜皮 15 克，苍术 15 克，苦参 15 克，侧柏叶 15 克，土茯苓 15 克，地肤子 15 克。将全部药材加水煎取药液，滤去药渣，待药液温凉后清洗患处。每天 1 剂，早晚各洗 1 次。可解毒祛湿、消疹祛斑。清洗后还可在患处适当涂抹橄榄油保湿。

 对症推拿方

清脾经（适用于湿热明显者）

定位：大拇指桡侧边。

操作：从大拇指桡侧边根部推向指尖，推 200 下。

清肺经（适用于湿热明显者）

定位：无名指螺纹面。

操作：用大拇指从无名指指根处开始，往指尖防线顺直线推 100 下。

清大肠经（适用于湿热明显者）

定位：食指桡侧边，沿食指桡侧上行，出于第 1、第 2 掌骨之间。

操作：从食指桡侧边根部推向之间，推 200 下。

摩腹（适用于湿热明显者）

用手掌按顺时针方向按摩腹部 200 下。

补肾经（适用于气虚明显者）

定位：小指末节的螺纹面。

操作：从小指指尖向手掌方向推 200 下。

揉二马（适用于气虚明显者）

定位：位于手掌背面，第 4、第 5 掌骨小头后陷中。

操作：以拇指端按逆时针方向按揉 50 下。

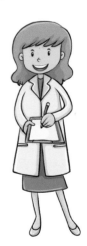

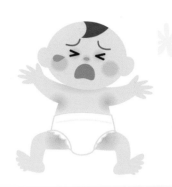

过敏性荨麻疹

　　有的孩子容易起风团状的包包，非常痒，孩子喜欢抓，而且越抓越多。有些老人以为是蚊虫叮咬，忙着给孩子擦各种驱蚊水、花露水，实际上这就是常说的荨麻疹。荨麻疹俗称"风疹块"，是一种以风团为主要表现的瘙痒性皮肤病，非常常见。就其症状来说，它是皮肤病中危害较轻的一种。如果荨麻疹患儿的病情较为严重，很可能会累及呼吸道和消化道，发生危险，甚至可能导致过敏性休克。

　　引起孩子荨麻疹的因素有很多，过敏体质是主因，药物过敏、食物过敏、昆虫叮咬、晒伤、情绪不稳、严重的免疫系统疾病和病毒感染等均可致敏。来自这些因素的刺激作用于机体，使肥大细胞、致敏小淋巴细胞释放有炎症活性的化学介质。这些介质进入真皮后，引起真皮血管通透性增大，毛细血管扩张，导致皮肤出现局部水肿，荨麻疹就此形成。

　　荨麻疹的皮肤症状起病较快，通常孩子的皮肤会突然出现大小不一的鲜红色或瓷白色风团，消退后又易重新起来，一天内可反复多次，消退后不留痕迹，发疹时瘙痒严重。

对症推拿方

点按风府穴

定位：风府穴位于后正中发际直上 1 寸、枕外隆突下、两侧斜方肌之间的凹陷处。

操作：用拇指指腹点按风府穴 2~3 分钟。

推按大肠经

定位：大肠经位于食指桡侧缘，自指尖至虎口呈一直线。

操作：用拇指推按大肠经，推按 3 分钟。对侧以同样的方法操作。

日常护理要点

 1 当出现荨麻疹后，家长要仔细排查引起荨麻疹的过敏原，并避免孩子再次接触可疑过敏原。

 2 孩子的皮肤应保持清洁、干燥，不要用太烫的水给孩子洗澡，水温稍高于孩子体温即可。不要滥用刺激强烈的药和激素类外用药物。

 3 室内环境应保持清洁、干燥，定期除尘、除螨，孩子的贴身衣物、被褥要及时清洗，并在太阳光下暴晒，以减少螨虫、细菌的滋生。

 4 避免孩子用手去抓挠皮疹，给孩子选择纯棉的衣物，以防止对皮疹的进一步刺激。

 5 荨麻疹会让孩子的皮肤瘙痒难忍，但千万不要搔抓，以免症状加重甚至出现感染。父母可以用浸过凉水的毛巾冷敷皮肤，以减轻瘙痒感。

 6 父母可在室内与孩子多玩耍互动，让孩子保持心情愉悦，从心理上帮他（她）减轻身体带来的不适。

 7 当孩子出现以下症状时，应立即带孩子就医：脸部、嘴部、舌头或颈部发生肿块；如果皮疹持续24~72小时，同时伴有明显的疼痛、灼烧感或其他异常情况；呼吸困难或呼吸频率加快；腹痛，且孩子表现得非常虚弱。

饮食调理原则

1 如果孩子正处于发病期间，则不应让孩子进食。

2 一些添加了人工色素、添加剂等的食品，也有可能引起过敏，导致荨麻疹的发生，所以此类食物也应禁食。

3 口味过于酸辣的刺激性食物，会降低孩子胃肠道的消化功能，食物残渣长时间在肠道内滞留，会产生一些增加机体过敏概率的物质，因此过于刺激性的食物，也不建议出现在孩子的日常饮食中。

4 饮食以清淡为主，同时多饮水，促进排毒和消肿。

5 多吃富含维生素和矿物质的新鲜蔬菜、水果，有助于增强免疫力。

6 适当吃有消肿解毒功效的食物。

饮食宜忌

√宜吃食物：胡萝卜、白萝卜、冬瓜、黄瓜、南瓜、海带、西红柿、香蕉、苹果、绿豆、薏苡仁、玉米须等，但性较寒凉不可多吃。

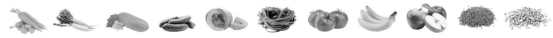

×慎吃食物：过敏原不能吃；鱼、虾、螃蟹、芹菜、香菜、苋菜、鸡蛋、大豆、花生、牛奶、草莓、生姜、大蒜等要慎吃或不吃。

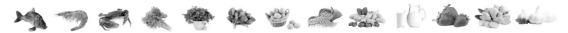

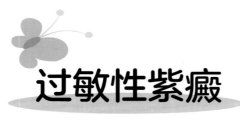
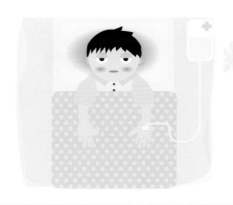

过敏性紫癜

　　过敏性紫癜是因机体对某些致敏物质发生过敏反应，导致毛细血管脆性增加及通透性改变，使人体的血液渗入皮下、黏膜下、浆膜下，从而出现的一种皮肤过敏症状。该疾病多发生于儿童期和青年期，且男孩多于女孩，四季均有发病。

　　过敏性紫癜的发病原因有很多，如细菌、病毒感染引起机体过敏反应，半数患儿在紫癜发病前1~3周会有上呼吸道感染史，如感冒、肺炎等；此外，食物（如鱼、虾、蛋等）、柳絮、粉尘、某些化学物质和药物、蚊虫叮咬等也会引起过敏性紫癜。

　　皮肤症状、消化道症状、关节症状以及肾脏症状是过敏性紫癜的典型症状。通常，皮肤紫癜是首发症状，好发于四肢远端和臀部，多呈对称性分布，颜色呈深红，大小不等，可为片状或瘀斑，同时还有痒感，之后数日内紫癜颜色会逐渐变为棕褐色并消退；约半数以上的患儿可出现消化道症状，常见脐周或下腹部腹痛，伴随恶心、呕吐，部分患儿有腹泻或便血；关节症状多累及膝盖、脚踝、肘腕等大关节，表现为关节肿胀、疼痛和活动受限；有些患儿还会出现肾脏症状，表现为血尿、蛋白尿或管型尿，偶尔会出现水肿和高血压，一般数周之后可以恢复。

　　过敏性紫癜发生率虽然不是特别高，但也不少见。临床如果不影响到肾脏，问题不是特别大，但如果影响到肾脏就要引起高度重视。

饮 食 宜 忌

√宜吃食物：白菜、上海青、土豆、西红柿、苹果、柑橘、橙子、草莓等。

× 慎吃食物：过敏原不能吃；羊肉、海鱼、虾、螃蟹、蛤蜊、腌肉、腊肉、火腿肠等要少吃或不吃。

日常护理要点

 1 保证患儿患处皮肤的清洁，尽量少摩擦、少碰触紫癜的皮肤部位。

 2 在大风或严寒天气的时候要尽量避免外出，注意保暖，避免寒冷刺激，以免刺激皮肤。

 3 保证孩子摄取丰富的营养，有充足的休息和高质量的睡眠，增强其皮肤的自愈能力。

 4 治疗期间，父母不宜带患儿去人群密集的场所，以免病毒、细菌感染，导致紫癜症状加剧或复发。通常情况下，3个月内患儿情况平稳，以后紫癜复发的机会会比较少，如果久治不愈，复发的机会将大大增加。

 5 对于病情严重的患儿，家长应让其卧床休息，尽量减少活动，因为活动可加速人体的血液循环，加重出血，对病情恢复不利。

饮食调理原则

 患病期间的孩子尤其是伴有消化道症状的患儿，饮食要清淡、易消化，可以吃些稀粥、米汤、烂面条等，以减轻胃肠道的消化负担，缓解不适症状。

 随病情缓解先少量加一些清炒的蔬菜，之后逐步增加品种和食用量，待病情好转后也可吃些新鲜水果，以增强抵抗力。

 一般紫癜消退 2~4 周后，可考虑添加少量新鲜的瘦肉类饮食，炒、炖、煮均可，油要少些。

 尽量少吃或不吃生、冷、硬、油炸类等不易消化的食物，腌制食品尽量不吃。

对症推拿方

按揉百虫穴

定位：百虫穴位于膝上内侧髌骨内上缘 2 寸肌肉丰厚处。

操作：用拇指指腹按揉百虫穴，按揉 3 分钟。对侧以同样的方法操作。

按揉太冲穴

定位：太冲穴位于足背侧，第 1、第 2 跖骨结合部之前凹陷处。

操作：将双手拇指指腹叠加按揉太冲穴，左、右各揉按 1 分钟。

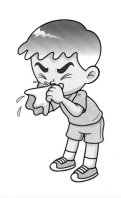

过敏性鼻炎

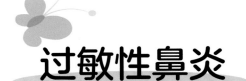

过敏性鼻炎又叫变应性鼻炎，是指易感儿接触过敏原后引起的鼻黏膜非感染性炎症性疾病。所谓非感染性炎症性疾病是指并非由致病微生物感染导致的疾病，而是自身免疫系统或者神经系统的过度异常反应导致的结果，与感染无关，主要与过敏体质和过敏原有关。如果孩子是过敏体质，一旦接触过敏原就容易引发过敏性鼻炎，而且拥有过敏体质的过敏性鼻炎患儿常常合并有湿疹、哮喘、咽炎等过敏性疾病。

过敏性鼻炎在中医上称为"鼻鼽"，是指脏腑虚损、卫表不固所致的，以突发和反复发作的鼻痒、流鼻涕、鼻塞、打喷嚏等为主要特征的鼻部疾病。中医认为，过敏性鼻炎的病理离不开"本虚标实"。所谓"本虚"即脏腑虚损，正气不足，卫表不固，导致脾的化生不足，鼻窍失养，外邪或异气从口鼻侵袭，肺气虚寒，腠理疏松，乘虚而入。"标实"就是指风、寒、湿、瘀等外邪。

孩子过敏性鼻炎主要有鼻痒、流鼻涕、鼻塞、打喷嚏四大主症，每天症状持续，累积超过1小时。同时还会出现眼睛痒、结膜充血、揉眼睛、眨眼等眼部症状或古怪的面部表情。另外，有些孩子还会表现出一些特殊症状，比如为减轻鼻痒和使鼻腔通畅而用手掌或手指向上揉鼻，即"变应性敬礼"。

孩子过敏性鼻炎临床非常常见，若没有得到及时干预和治疗，可导致一些并发症的出现，如支气管哮喘、鼻窦炎、中耳炎等，影响孩子的认知能力和生长发育。小一点的婴儿主要靠鼻子呼吸，过敏性鼻炎会造成鼻道不畅，影响吃奶和睡眠，导致经常哭闹等。儿童时期的过敏性鼻炎与以后罹患哮喘密切相关。哮喘儿童中，90%以上合并过敏性鼻炎。

在临床，儿童过敏性鼻炎易与感冒混淆。主要是因为两者在发病症状上有相似的地方，比如鼻痒、鼻塞、流鼻涕、打喷嚏、眼痒等。不过儿童过敏还会出现一些看似无关的举动，不仔细观察往往容易延误诊治，比如经常用手揉鼻子、经常黑眼圈、注意力不集中、脾气暴躁、不合群等。

日常护理要点

1　如孩子被诊断为过敏性鼻炎，重点是通过生活环境找出过敏原，科学回避，必要时可借助血液过敏原检测手段。

2　保持居室清洁，定期清洗空调的过滤网，不在室内吸烟，以减少尘螨、细菌、烟雾等对患儿的刺激。

3　让孩子远离宠物、花草等带有致敏原的物体。在过敏性鼻炎高发的季节，如春季和秋季，应减少孩子的室外活动时间。

4　在运动时，鼻子气道的阻力减小，鼻塞症状可以得到缓解，且有助于增强体质，应鼓励孩子多做运动。

5　如果孩子咳嗽、鼻塞等症状比较严重，可遵医嘱服用抗过敏药物，如氯雷他定（开瑞坦）、西替利嗪；鼻用糖皮质激素在儿童治疗中非首选药物，因为毕竟是激素类药物，不建议长期使用。

6　对于年纪较大的孩子，如果鼻子堵塞严重可用盐水冲洗鼻腔，推荐使用生理盐水或1%～2%的高渗盐水。可以快速缓解症状，恢复鼻腔黏膜功能，但不建议每天冲洗。

7　5岁以上孩子可以进行脱敏治疗。这也是世界卫生组织认可的方法。脱敏治疗类似接种疫苗，通过身体反复长期地接触过敏原，使身体产生对过敏原的免疫力。

饮食调理原则

 1 家长应及时为孩子消食导滞，合理选用三星汤等以帮助消化。

 2 给孩子添加辅食一定要注意循序渐进，避免给孩子吃太好、太多，否则容易导致孩子脾土受损，影响肺金，肺金失养就容易诱发过敏性鼻炎。

 3 当孩子出现过敏性鼻炎时，身体需要更多抵抗力来缓解过敏症状。建议父母为其准备一些维生素C、维生素A、B族维生素含量较多的食物。

 4 日常应给孩子选择温性类、平性类食物，忌用寒凉类食物。

 5 适当给孩子吃补肾健脾的食物，有助于缓解过敏性鼻炎症状，同时能帮助孩子开胃。

 6 避免孩子食用过凉的食物而降低免疫力，引发呼吸道疾病，加剧病情。

 7 辛辣刺激性食品、含人工色素、食品添加剂较多的食品，容易引起呼吸道的过敏反应，应避免给孩子食用。

饮 食 宜 忌

√宜吃食物：白菜、菠菜、山药、黑木耳、银耳、百合、核桃、莲子、糯米、红糖等。

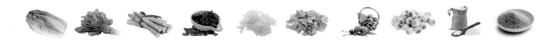

×慎吃食物：过敏原不能吃；羊肉、牛肉、虾、螃蟹、辣椒、花椒、胡椒、雪糕、冷饮等也要少吃或不吃。

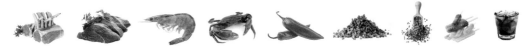

专家推荐食疗方

　　三星汤：取谷芽 10 克，麦芽 10 克，山楂 5 克（一岁以内 3 克），用两碗水煎煮成小半碗，可适当放黄糖调味。孩子消化不好时连喝 1～3 天。日常保健 1 周 1 次即可。

　　也可以用炒谷芽、炒麦芽、炒山楂，炒过的食材性偏温，味道更香，也不会太酸，孩子容易接受。

敷脐疗法

取元胡索10克、细辛2克、辛夷花5克、苍耳子5克、肉桂2克、白芥子3克、鲜姜汁适量，研磨成药末，包好后用胶布贴在脐部。为牢固敷贴，可用蜂蜜调和药末，再用胶布贴。每次敷30分钟至3个小时不等，可根据孩子的耐受情况而定。每隔10天敷1次，3次为一个疗程，间隔1个月再进行第2个疗程，连续敷3个疗程，可有效缓解过敏性鼻炎。

注意，白芥子易使皮肤过敏，使用后可能会出现皮肤发红的现象，只要症状不严重，家长一般无须担心，因为敷在身上的贴方很多有可能导致皮肤发红。当然，如果症状严重，则应慎重考虑。另外，敷脐期间应注意饮食清淡，若脐部有病变、感染则应禁用。孩子有发烧、喉咙红肿、黄绿色鼻涕时，不建议贴敷。

对症推拿方

推擦迎香穴

定位：位于鼻翼外缘，旁开 0.5 寸。

操作：用双手拇指指腹从鼻梁两侧至迎香穴，从上往下推擦，以局部产生热感为止。

揉按足三里穴

定位：膝盖外侧凹陷处为"外膝眼"，外膝眼下三横指处即为足三里穴。

操作：用手掌按揉足三里穴，每天 1 次，每次 50 下。

补肾经

定位：小指末节的螺纹面。

操作：从小指指尖向手掌方向推 3~10 分钟。

清胃经

定位：拇指桡侧边，沿拇指桡侧上行。

操作：从拇指桡侧边根部推向指尖，按揉 200 下。

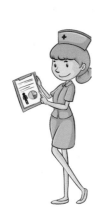

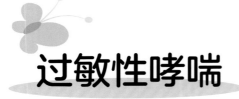

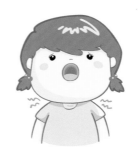

过敏性哮喘

过敏性哮喘是儿科常见病，中医通常将其分为"哮"病和"喘"病两种病，临床上统称为哮喘。哮喘通常与过敏相关，且反复发作，难以控制。从西医的角度，过敏性哮喘是多基因的遗传性疾病，是不能根治的，且难以控制。从中医的角度，绝大多数儿童期的哮喘是可以治好的，不会反复发作。

哮喘的典型症状是出现哮鸣音，同时伴有反复发作性的喘息、气促、胸闷、咳嗽，呈现"有气出无气进"的状态，而且会咳嗽频繁，多在夜间和凌晨发作。哮喘一年四季都可出现，在季节更替、气温突变时尤其容易出现。

西医认为，儿童过敏性哮喘是由多种细胞特别是肥大细胞、嗜酸性粒细胞和T淋巴细胞参与的慢性气道炎症。临床主要表现为气道的慢性炎症和气道的高反应性。这种慢性炎症不同于普通的肺炎、支气管炎，是一种非特异性炎症，与机体的免疫系统、神经系统相关，所以用消炎药或抗生素治疗效果不明显。遗传及过敏体质，在日常生活中接触或吸入、食入过敏原等，都可以诱发过敏性哮喘。另外，如果孩子食物过敏长期没有得到正确治疗，也可能导致过敏性哮喘等一系列过敏性疾病。

中医认为，哮喘的发病有外因和内因两个方面。哮喘的内因主要有伏痰、血瘀以及肺、脾、肾三脏功能失调；外因主要是诱发因素，比如多变的气候、外邪侵袭、饮食不调、生活不规律、花粉及烟味的刺激等。外因引动伏痰，痰阻气道，肺、脾、肾三脏气机失畅，痰气交阻则哮喘时时发作。

儿童过敏性哮喘危害大，哮喘突然发作可出现胸闷、呼吸困难，甚至呼吸衰竭，危及生命。家长一定要重视儿童哮喘的治疗，注重缓解期的防治，不要发作的时候就治，不发作时就不治疗，这样容易导致哮喘反复发作，长期下来很容易影响孩子的生长发育、体质特点、免疫力以及孩子的智力发育。中医讲究"哮证大多感于幼稚之时"，因此哮喘最好在儿童期就治好，而且儿童哮喘95%以上是可以治愈的。

日常护理要点

 1　避免接触哮喘的触发因素，找到过敏原，并避开。

 2　不要养宠物、香气浓郁的花草，不要在室内吸烟，不要喷洒杀虫剂等挥发性、有刺激气味的物品，定时除螨、除尘，定期开窗通风，保证空气流通。

 3　运动可以提高孩子的抵抗力，但运动方式、强度应以适应孩子承受力为前提，循序渐进，不要硬性强加。

 4　病毒、衣原体、支原体等导致的呼吸道感染，很容易诱发哮喘，应避免去人群密集的地方；感冒也会引起哮喘，季节变换时要及时为孩子增减衣服，流感季节尽量不接触感冒病人。

 5　孩子哮喘发作时会表现出紧张、恐惧，家长在安慰孩子的同时可指导孩子做深沉而缓慢的呼吸，鼓励孩子吐出痰液，以免堵塞气管；也可以让孩子看动画片、听儿歌以分散其注意力。

 6　哮喘持续状态可迅速发展为呼吸衰竭，直接威胁生命，有很大的危险性，所以一旦出现这种情况，家长要高度重视，尽快带孩子去医院就诊。

 7　和医生建立伙伴关系。过敏性哮喘的危害大，需要系统、长期的治疗。给孩子找一个权威的专科医生，与医生建立固定、长期的关系，有助于医生了解孩子的病情变化，随时调整治疗方案，并制定长期的管理策略。

饮食调理原则

 1 过敏性哮喘发作期间，患儿的饮食要清淡，多吃一些易于消化的半流质食物或软食。

 2 加强营养，保证饮食多样化，并注意荤素搭配，以补充身体所需营养物质，坚持"七分饱"的饮食原则。

 3 哮喘发病期间，体内水分流失会比较多，父母要督促孩子多喝水。多喝水还有助于保持大便通畅，也有助于哮喘的预防。

 4 饮食中尽量避开生活中常见的致敏食物，如海鲜。

 5 中医认为，孩子哮喘绝大多数以寒为主，家长平时要注意不要给孩子吃太过寒凉的食物，尤其忌讳吃冰冻的食物，如冰淇淋，在哮喘发病期间尤其如此。

 6 在哮喘缓解期可针对孩子的脾肾进行合理的食疗，搭配合理的药材做成药膳，如冬虫夏草可起到气阴双补、温而不燥、润而不腻的功效；健脾可以选用太子参、白术、山药、莲子、芡实、五指毛桃等；温补肾阳可用肉苁蓉、补骨脂、菟丝子、巴戟天、锁阳等；黄精、女贞子、旱莲草可以滋补肾阴；黄芪、太子参、党参、大枣、桂圆肉等可以补肺。

饮 食 宜 忌

√ 宜吃食物：上海青、白萝卜、猪肺、豆腐、海带、雪梨、百合、杏仁、白果、薏苡仁等。

× 慎吃食物：过敏原不能吃；牛肉、羊肉、狗肉、韭菜、笋干、螃蟹、虾、蛤蜊、辣椒、胡椒、雪糕、冷饮、花生等要少吃或不吃。

对症推拿方

按揉天突穴（发作期）

定位：位于颈部，当前正中线上，胸骨上窝的凹陷处。

操作：将食指与中指并拢，按、压、揉天突穴，至穴位处皮肤潮红发热为宜。每天 2~4 次。

揉压膻中穴（发作期）

定位：位于胸部正中线上，两乳头连线的中点。

操作：用大拇指按顺时针方向揉压膻中穴，至穴位处潮红发热为宜。每天 2~4 次。

补肾经（缓解期）

定位：小指末节的螺纹面。

操作：从小指指尖向手掌方向推 3~5 分钟。每天 1 次。

捏脊（缓解期）

双手沿着脊柱的两旁，用捏法把皮捏起来，边提捏边向前推进，由尾骶部捏到枕项部。每天按揉 1 次，每次按揉 5 遍。

按揉足三里穴（缓解期）

定位：膝盖外侧凹陷处为外膝眼，外膝眼下三横指处即为足三里穴。

操作：用手掌按揉足三里穴，每天 1 次，每次 3~5 分钟。

平补平泻大肠经（缓解期）

定位：食指桡侧边，沿食指桡侧上行，处于第1、第2掌骨之间。

操作：从食指桡侧边根部推向指尖。每天1次，每次3~5分钟。

温馨提示：除了小儿推拿之外，在医生的指导下合理使用针灸、贴敷等外治法对治疗儿童过敏性哮喘也能起到较好的作用。一些中成药能较好地缓解过敏性哮喘，但一定要根据孩子的病症对症下药，切不可胡乱用药。

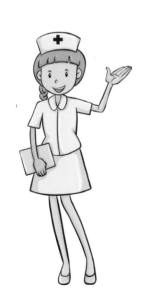

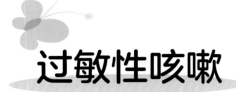

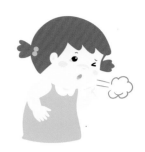

过敏性咳嗽

过敏性咳嗽是儿童常见的呼吸系统疾病之一，是以咳嗽为主要表现的与过敏相关的一类疾病的总称。在西医学中，儿童慢性咳嗽是指孩子反复、持续咳嗽超过4周且为非特异性（病因病理并不十分明确）的咳嗽。在中医里，慢性咳嗽称为内伤咳嗽或顽固性咳嗽。内伤咳嗽的中医分型有痰湿证、痰热证、气虚证、阴虚证，但孩子内伤咳嗽在中医临床上通常并不是很明确的单一证型，往往虚实夹杂、寒热夹杂，治疗起来也比较复杂。

孩子本为虚寒之体，阳气不足，所以内伤咳嗽绝大多数以寒为主，而且久病必虚。所以，如果孩子反复咳嗽超过4周，则可排除支气管炎、肺炎等，多半可以确定孩子是虚寒体质。因此，对疾病的诊断、治疗等都要紧紧围绕孩子的体质特点来进行。

孩子过敏性咳嗽临床通常表现为咽痒而咳、动则咳甚、深呼吸后频繁咳嗽、少痰等，风邪重、气虚、气弱、胃气不和、有血瘀是孩子过敏性咳嗽的主要病因。治疗方法也应以祛风、降气、敛肺、和胃、活血为主。

临床中西医结合治疗（中医为主、西医为辅）过敏性咳嗽往往可以取得较好的效果，但切忌用西医理论指导中医治疗，并注意内治法、外治法的合理性。古语有云"久病入络"，因此在治疗儿童慢性咳嗽中可以常规使用活血祛瘀药，如丹参、毛冬青、桃仁、侧柏叶等。但是如何合理使用属于医生医疗范畴，家长不可自作主张。在疾病的不同阶段，治疗皆不同，孩子的体质特点在患病过程中是会变化的，切忌同一药方一用到底，应根据孩子的整体情况合理调整用药。另外，因孩子本身是过敏体质且体质虚寒，疾病证型又较多，临床上使用的穴位和手法上相对应的要有所讲究。

日常护理要点

1 避开过敏原，如花粉、宠物、某些药物或者食物等。保持居家环境的卫生和清洁，定期进行大扫除、除尘、除螨，且室内要经常开窗，保证空气流通。

2 结合季节、气候特点给孩子合理穿衣。总原则：3岁以上和成年人穿差不多，3岁以下比成年人多穿一件，尽量穿长衣长裤。夏季空调温度不要太低，空调环境中孩子要适当加件小背心，穿上袜子，注意不要让孩子赤脚等。

3 时刻围绕孩子"虚、寒"的体质特点布置居室，孩子日常生活中所用的物品最好选用纯棉制品，如贴身衣物、毛巾、毯子、被子等，经常更换枕巾、枕套、被单等，保持寝具用品卫生。

4 未明确病因时不主张使用镇咳药，更不主张使用含有可待因的止咳药，以免形成依赖，同时2岁以下儿童禁用含有异丙嗪的药物。

5 对于夜间多发咳嗽的患儿，父母要将其头部偏向一侧，以防剧烈咳嗽而吐出的呕吐物引起窒息，同时还要将呕吐物及时清理干净，以免影响孩子睡眠。

6 不主张孩子过度剧烈运动，如跑步、跳绳、踢球、打拳等。建议进行游泳运动，但也不能游太久，同时要注意保暖。

7 过敏性咳嗽的孩子多半气虚，气不足，要避免孩子情绪过度兴奋。

8 慢性咳嗽与情志有密切关系，家长一定要注意保障孩子的休息、心情、睡眠、需求等，如果这些方面得不到保障，则很容易导致孩子反复咳嗽。

9 合理使用内治法、外治法，合理使用中药、西药、中成药。中成药、小儿推拿、药物贴敷等，必须是精准的辨证论治，如果不清楚则不要随便使用。

饮食调理原则

 1 患有过敏性咳嗽的孩子，体质多半虚寒，脾胃虚弱，不要吃寒凉食物，且每餐不能吃得太饱，并注意给孩子准备清淡、易消化的食物。

 2 孩子很多时候不是热气，而是有积食的表现，所以应该及时助消化，而不要过度饮用清热的凉茶，也没有必要给孩子吃补品，调理好孩子的肠胃，让孩子有一个好的消化功能才是最重要的。

 3 对于咳嗽并伴有痰液的患儿，父母可以让其吃些具有润肺化痰功效的食物。

 4 避免给孩子吃又干又硬的食物，刺激性强、生冷、过甜、过咸、过于肥腻的食物，这些食物都会使咳嗽、气喘加重，使病情绵延不愈。

 5 鼓励孩子多喝白开水、米汤等，增加水分的摄入，水分可以滋润呼吸道，并促进毒素的排出，减轻病症。

饮食宜忌

√宜吃食物：大白菜、上海青、西红柿、胡萝卜、猪肺、梨、百合、银耳等，但性凉不可多吃。

╳ 慎吃食物：过敏原不能吃；肥肉、海鱼、虾、螃蟹、花生、杏仁、辣椒、芥末、胡椒、奶油等也要少吃或不吃。

     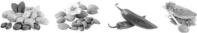

食疗方推荐一

准备南杏仁10克，北杏仁5克，川贝5克，陈皮1克，甘草2克。将全部材料放入锅中加水煎煮后去渣温服。注意南杏仁、北杏仁、川贝应打碎后煲煮。适合孩子咳嗽较为频繁时食用。

食疗方推荐二

准备芡实10克，山药10克，五味子5克，南杏仁10克，土茯苓15克，五指毛桃15克，当归5克，甘草3克。将全部材料放入锅中加水煎煮后去渣温服。注意南杏仁应打碎后煲煮。适合孩子咳嗽不频繁时食用。

验方推荐一

准备麻黄、芍药、细辛、炙甘草、干姜、桂枝、五味子、半夏，每味用量不超过10克，可随症加减药材。将全部材料放入锅中加水煎煮后去渣温服。可起到解表散寒、温肺的作用。用治痰湿、风痰咳嗽证。

验方推荐二

准备葶苈子、海蛤壳、海浮石、浙贝、天竺黄，每味药材用量6~10克，可选择1~3味药随症加减。将全部材料放入锅中加水煎煮后去渣温服。适合孩子痰热、痰黏、黄痰时食用。

对症推拿方

补脾经

定位：大拇指桡侧边。

操作：从拇指指尖推向桡侧边根部。按揉 200 下。

补肺经

定位：无名指螺纹面。

操作：用大拇指在无名指指尖处开始，往指根方向顺直线推。按揉 200 下。

补肝经

定位：食指末节的螺纹面。

操作：从指尖方向往指根方向推。按揉 200 下。

按压天突穴

定位：位于颈部，当前正中线上，胸骨上窝中央。

操作：用食指向下按压天突穴 3~5 分钟。每天 2~4 次。

按揉膻中穴

定位：在前正中线上，两乳头连线的重点处。

操作：用大拇指顺时针揉压膻中穴 3~5 分钟。每天 2~4 次。

揉掐二扇门穴

定位：二扇门穴在中指及无名指指尖的夹缝中。

操作：用双手拇指分别置于左、右凹陷处揉掐，约 100 下。

点按涌泉穴

定位：位于足掌心前 1/3 与 2/3 交界处。

操作：用拇指指腹在此穴上按压，再按顺时针方向旋转揉动 1 分钟。

按揉合谷穴

定位：位于虎口，第 1、第 2 掌骨间凹陷处。

操作：用拇指指腹在合谷穴上用力按压，按顺时针方向揉动，按揉 1 分钟。

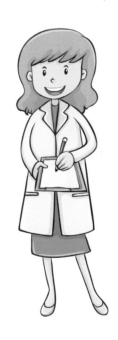